Allergien & Nahrungsmittelunverträglichkeiten

Erkennen, erfolgreich behandeln

****

3. Ausgabe

Erneute und erweiterte Auflage der Ausgabe

Allergien, selbst erkennen und behandeln

Hugendubel Verlag 1993 (Irisiana Buchreihe)

(eBook Edition)

****

Verlag: epubli GmbH, Berlin, www.epubli.de

ISBN 978-3-8442-9286-2

E.Blaurock-Busch
Röhrenstr. 20
91217 Hersbruck
service@microtrace.de

Inhalt

Vorwort

Reserviertheit einem Buch gegenüber, das in Verbindung mit angewandter Ernährungstechnik steht, ist charakteristisch für die Mehrheit der deutschen Ärzte! Haben wir doch an Universitäten und Kliniken gehört, dass das tägliche Essen für die ärztliche Patientenbetrachtung eine völlig nebensächliche Angelegenheit ist. Schmecken soll es dem Patienten zwar schon, aber irgendwelche Nebenwirkungen guter oder schlechter Art auf Wundheilung nach Operationen, auf Depressionen und andere seelische Störungen, auf Hauterkrankungen und rheumatische Prozesse . . . also das glauben wir weniger!

Auf einen kurzen Nenner gebracht: Zusammenhänge zwischen aufgenommener Nahrung und vorhandener Gesundheit sind für den modernen Arzt zweit- bis drittrangig. Damit stehen wir im Gegensatz zu unseren hippokratisch ausgerichteten Kollegen des Altertums. Damals wusste man nämlich noch, dass es Nahrungsmittel gibt die der Gesundheit zuträglich sind, dass es aber auch Speisen gibt, die zu einem bestimmten Krankheitsbild wenig passen.

Damals wurde darauf geachtet, welcher Konstitution ein Mensch angehört, in welchem Lebensalter er steht, an welcher Krankheit er leidet, in welchem Verlaufsstadium dieser Erkrankung er steht. Dementsprechend wurden Getränke und Speisen ausgewählt. So finden wir differenzierte Angaben, geordnet nach Konstitutionen, gesammelt in jahrhundertelanger Beobachtung, aber nahezu vergessen innerhalb der letzten 100 Jahre.

Zugegeben, man wusste früher nichts von Vitaminen, von Mineralstoffen und Spurenelementen und ihren vielfältigen Einflüssen auf die Feinregulierung des menschlichen Stoffwechsels. Deshalb war man gezwungen, inneren Empfindungen und gemachten Beobachtungen zu folgen. Heutzutage hindert die Ärzte oft ein Zuviel an technischen Methoden, den Blick in das Gesicht des kranken Menschen zu richten. Wir registrieren „den Blinddarm“, die „die Hüfte“, den „Herzinfarkt“ und sehen die Sorgen und Ängsten in den Augen der Patienten nicht mehr.

Dazu kommt, dass zunehmende Schadstoffbelastungen in der Atmosphäre und unüberlegt-bequemes Schlucken von chemischen Medikamenten mit einer Fülle von unzureichend bekannten Nebenwirkungen Körper und Seele schwächen. Dabei sind es nicht nur der Darm und das Immunsystem, die getroffen werden. Die schädlichsten Ein- und Auswirkungen nehmen auch Einfluss auf den seelisch-geistigen Bereich.

Bei vielen Allergikern und Neurodermitiskranken können wir diese fatalen Verknüpfungen beobachten: Körper und Seele werden Belastungen und Prüfungen unterworfen, die ein gesunder Mitmensch oft nicht verstehen, geschweige denn nachvollziehen kann.

Wir leben neben kranken Menschen, die körperlich und seelisch „außer sich“ sind! Sie fühlen sich minderwertig, schwerkrank, unverstanden, diskriminiert und oft von ihrer Umgebung zurückgestoßen.

Was bedeutet nun eigentlich der Zustand „Krankheit“? Sollte der betroffene Mensch sich nicht fragen, was mich ich für Fehler in meiner Lebensführung? Wo kann ich, ja, muss ich etwas ändern?

Und der hinzugezogene Therapeut? Ist er nicht aufgerufen, dem Erkrankten körperlich und seelisch weiterzuhelfen, ihm in seinen Nöten beizustehen?

Jeder Arzt und Heilpraktiker könnte bei der Behandlung kranker Menschen verträgliche, nebenwirkungsarme Methoden abseits schulmedizinischer Wegführung anwenden.

Im Mittelpunkt steht der Mensch, und deshalb dürfen wir uns nicht solcher Verfahren bedienen, die den Erkrankten zusätzlich körperlich und seelisch negativ beeinträchtigen.

Wie fügt sich nun die sogenannte orthomolekulare Betrachtungsweise, die wir in dem vorliegenden Buch in informativer und spannender Form erleben können, in diese Palette verschiedenartiger Behandlungsmöglichkeiten ein?

Einerseits als Verbindung zum hippokratischen Denken und Vorgehen mit Berücksichtigung und Aufwertung vollwertiger Nahrung. Sie passt zur Lehrmeinung des großen Arztes von der Insel Kos, berücksichtigt indirekt persönliche Konstitutionen und Erkrankungssituationen des einzelnen Menschen. Andrerseits schlägt sie die Brücke zwischen dem Therapeuten, der aufklärende und weisende Hilfestellung gibt, der allmählich im persönlichen Erleben erkennt, dass er selbst die Verantwortung für sein Leben übernehmen muss. Ohne eigene Bereitschaft, ohne Selbstdisziplin, ohne Hinterfragen nach dem tiefer liegenden Sinn der Erkrankung ist kein langfristiger Heilerfolg gewährleistet.

Krankheit als Chance zu lernen, als Korrektur bisheriger oberflächlich-bequemer Denk- und Verhaltungsweisen?!

Im medizinischen Bereich finden wir parallel zur derzeitigen politischen Entwicklung mit allgemeiner Verwirrung, Lähmung und offenbarer Führungs- und Kopflosigkeit weltweit eine merkwürdig anwachsende Allergieneigung und dazu durch allergische Körperreaktionen ausgelöste und genährte schwere chronische Krankheiten. Ist dies tatsächlich ein Zufall?

Was heißt nun das Wort ALLERGIE? Es bedeutet, dass sich unser Immunsystem in bestimmten Bereichen nicht mehr normal verhält. Es reagiert anders, überreizt.

Dabei gehen wir zumeist fälschlich davon aus, dass es nur körperliche Gebiete sind, die von diesem Anderssein erfasst wurden. Störungen im Miteinander von Zellen, Geweben und Organen haben selbstverständlich auch Auswirkungen auf unsere Seele.

Wir merken wir das? Zum Beispiel in Form zunehmender Aggressionen nach dem Genuss von bestimmten Speisen, die allergische Stoffwechselveränderungen in uns bewirken. Wir reagieren unangemessen heftig und gereizt.

Die Betroffenen sind verunsichert, bekommen vielleicht sogar Depressionen. Bei weiterer Allergenzufuhr ist es möglich, dass Müdigkeits- und Erschöpfungsneigung auftreten, zuletzt gar eine innere Gelähmtheit bis zur Apathie. Alle diese Auswirkungen werden natürlich auch von der Umwelt wahrgenommen und betreffen somit auch die Mitmenschen.

Jeder direkt oder indirekt Betroffene findet in vorliegendem Buch Hilfe: Schritt für Schritt führt uns Frau Blaurock-Busch an die Niederungen der Allergiesymptomatik, gibt Hilfestellung, leitet an. Machen wir uns auf den Weg, unserem Körper einen wohlgeordneten Stoffwechselablauf zu ermöglichen, mit entsprechend beglückender Wechselwirkung auf unsere Seele und auch auf unseren Geist.

Sehen wir die hier ausgebreiteten „körperlichen" Angaben dabei nicht einseitig. Sie bilden bei rechter Einstellung die Grundlage für parallel ablaufende innere Veränderungen. Eine mutige Behauptung mag mancher Allergiker finden. Es ist die Erfahrung, die ich an meinen Patienten immer wieder erleben durfte. Es waren gerade diejenigen, die besonders einschneidend körperlich und seelisch gebeutelt wurden, die am ehesten zu neuen, frischen und lebendigen Wegen fanden. Menschen, die von einer Lebenssinnlosigkeit und -verneinung zu einer ihrer Umgebung befruchtenden Lebensbejahung fanden.

Also geben wir die Hoffnung nicht auf, fragen wir nach dem Sinn der uns gegebenen Krankheiten. Lernen wir wieder Selbstdisziplin entwickeln, einen gesunden, natürlichen Gehorsam den Schöpfungsgesetzen gegenüber.

Betrachten wir die Krankheit als Entwicklungsweg!

Und vergessen wir dabei vor allem nicht die Beachtung des notwendigen Doppels von Seele-Geist und Körper, vergessen wir nicht, dass, um Änderungen im Großen bewirken zu können, wir bei uns selber im Kleinen beginnen müssen. Erwägen wir auch die Möglichkeit, dass die Zunahme von Allergien in weltumfassenden Zusammenhängen verstanden sein will. Nutzen wir die hier geschilderten Wege zur körperlichen Umkehr und begleitenden inneren Einkehr.

Witzenhausen, Oktober 1992

Dr. med. Kai Sawatzki

Einführung

Die erste Auflage dieses Selbsthilfebuchs wurde 1993, die zweite 1995 vom Irisiana Verlag (Hugendubel) veröffentlicht. Diese dritte, erweiterte Auflage ist ebenfalls all den Menschen gewidmet, die von den verschiedensten Allergien und Nahrungsmittelunverträglichkeiten geplagt werden und sich von den Heilkünsten der Medizin nicht (mehr) viel versprechen. Es ist ein Buch für Allergiker aller Altersgruppen, ein Ratgeber für Menschen, die unter Dermatitis oder Schuppenflechte leiden, von Heuschnupfen und Nebenhöhlenentzündungen geplagt werden, von der tückischen Nesselsucht heimgesucht werden oder von gefährlichen Asthmaanfälle bedroht sind. Es soll all denen helfen, die mit unerklärlichen Depressionen kämpfen und deren Energiepotential starken Schwankungen unterworfen ist. Es ist eine Anregung, für all diejenigen, die zusätzlich unter Arthritis, Lernstörungen, Hyperaktivität, Migräne, Menstruationsbeschwerden, ja sogar Multipler Sklerose und anderen sogenannten unheilbaren Krankheiten leiden, und sich, möglicherweise, zu Unrecht, von der Unabwendbarkeit ihrer Krankheit überzeugen ließen. Dieses Buch soll zum Umdenken anregen; letztendlich kann der Körper sich selbst heilen sofern die Voraussetzungen dafür geschafft werden.

Seit 1995 hat sich Einiges geändert und somit wurden in dieser Auflage die Erkenntnisse der Diagnostik und Nährstofftherapie erweitert, das Grundprinzip der Selbstbehandlung ist unverändert. Wie Sie sich von Allergien befreien, lernen Sie in den folgenden Seiten. Selbst wenn Sie von der berühmten "Vegetativen Dystonie" geplagt werden, sollten Sie weiterlesen: eine unerkannte Allergie kann die Ursache Ihres Übels sein.

Ich spreche aus Erfahrung. Die ersten Bausteine für dieses Buch wurden bereits in meiner Kindheit gelegt. Ich war ein recht gesundes Baby, das zuerst gestillt und dann, während der Kriegsjahre, mit Ziegenmilch großgezogen wurde. Mit dem Kränkeln fing es erst an als der Wohlstand ausbrach. Ich entdeckte eine Vorliebe für Kuhmilch, Käsekuchen, Wurst und Schweinefleisch. Meine ersten Schuljahre waren von Krankheiten geprägt. Häufige Infektionen führten zu verpassten Schultagen. Energieschwäche verursachte Konzentrationsschwäche, schulische Leistungen, wie auch meine Psyche war ungeheuren Schwankungen unterlegen. Als ich dann noch depressiv wurde, schob man alles auf meine Überempfindlichkeit.

Während der Pubertätsjahre wurde ich zu einem pummeligen Teenager, was meiner psychischen Verfassung nicht wirklich half. Ich versuchte alles Mögliche, um schlank und rank zu sein. Fastentage halfen jedoch ebenso wenig wie Laxative. Schlankheitsdiäten brachten keinen nachhaltigen Erfolg, meine Gesundheit war großen Schwankungen unterworfen. Ich galt als sensibel, schwierig und unberechenbar. Bettlägerigkeit, Einsamkeit, und Frust trugen dazu bei, dass ich mich immer mehr in Bücher vergrub. Letztendlich rettete mich dies vor totalem schulischen Versagen.

Nierenbeckenentzündungen, Scharlach, Masern, Meningitis und eine Vielzahl anderer Krankheiten plagten mich während dieser Jahre. Teilweise machte man meine Psyche für diese Immunschwächen verantwortlich, teils schob man die Schuld auf die Pubertät.

Ich lebte schlecht und recht mit Kopfschmerzen und Migräne, und erinnere mich an diese Jahre nur ungern.

Obwohl ein Nürnberger Nervenarzt die Meinung vertrat, dass mangelnder Sex des Übels Ursache war (!), änderte Ehe und Mutterschaft nichts an meinem Gesundheitszustand. Im Gegenteil. Es ging weiter bergab. Nach einer ersten, gescheiterten Ehe entwickelte sich in dieser krisenreichen Phase meines Lebens ein Kropf. Ich versuchte der Misere zu entfliehen und ging nach Amerika. Dort arbeitete ich zunächst im Labor; heiratete auch wieder. Trotz gesunder Lebensweise und eines erfüllten Daseins fühlte ich mich niemals so richtig gesund. Dermatitis kam dazu und der früher saisonbedingte Heuschnupfen plagte mich mittlerweile ständig. Mein Mann, ein Chiropraktiker, ermutigte mich zur Umschulung. Daraufhin studierte ich Ernährungswissenschaften, und lernte auf einem Seminar eine Kollegin meines Mannes, Frau Dr. Haber aus Pittsburgh, kennen. Sie war auf Allergien spezialisiert und ein von ihr gehaltener Vortrag schlug bei mir wie ein Blitz ein.

Thema dieses unvergesslichen Vortrages waren Nahrungsmittelunverträglichkeiten als Auslöser von Allergiesymptomen. Frau Dr. Haber stellte ihre Behandlungsmethode vor, mit der sie beeindruckende und dauerhafte Heilungserfolge vorweisen konnte. Die drei Säulen dieser Therapie beruhen auf einer Ernährungsumstellung, spezifischen Laboruntersuchungen wie der Haarmineralien Analyse von der ich bis zu diesem Zeitpunkt wenig wusste, und auf einem darauf abgestimmten Nährstoffprogramm. Ein einfaches Konzept.

Ich entschloss mich zu einem Versuch, denn mein Heuschnupfen ließ mich kaum mehr Schlaf finden. Meine Dermatitis befallenen Handflächen nässten ständig und waren wund, und die immer häufiger auftretenden Migräneanfälle erschwerten meinen Zustand zusätzlich. Die Schmerzen zwangen mich umzudenken und zu handeln.

Als Hauptursache meiner Probleme kristallisierte sich eine Milchunverträglichkeit heraus. Zusätzlich wurde eine deutliche Quecksilberbelastung festgestellt, die von einer Reihe markanter Mineralstoffmängel begleitet waren. Frau Dr. Habers Programm: Ernährungsumstellung und Giftstoffentlastung mit gezielter Nährstoffversorgung brachte schnellen Erfolg. Jeden Tag verspürte ich etwas mehr Energie. Das ständige Nasentriefen ließ nach, der dumpfe Kopf wurde klar und meine Hände heilten langsam ab. Das alles ohne Cortison.

Am 10. Tag der Ernährungsumstellung aß ich frühmorgens eine Vollkornwaffel mit Leinsamen. Ich wollte an dem Tag einfach etwas anderes als den erlaubten Haferbrei mit Wasser, Früchte mit Weizenflocken oder Trockenbrot mit Marmelade. Nach etwa 20 Minuten setzte eine starke Migräne ein, die sich derart steigerte, dass ich bald kaum mehr sehen konnte. Ich musste mich hinlegen.

Der Migräneauslöser konnte schnell gefunden werden. Es war die als sehr gesund gepriesene Molke! Im Laufe der Zeit lernte ich, dass ich Milchprodukte mit Vorsicht zu genießen hatte. Dabei esse ich gerade diese mit Leidenschaft und Vorliebe. Geschmacksverstärker wie Glutamat verursachen Kopfschmerzen und Schwächeanfälle. Ich lernte auch, dass Schweinefleisch und Wurst bei mir Depressionen auslösen konnten und dass Quecksilber eine der Hauptursachen meiner Dermatitis war. Wenn ich im Labor mit Quecksilber zu tun hatte, stellten sich schnell unangenehme Hautveränderungen ein. Das war der Gradmesser meiner Belastung und Toleranz. Hautrötungen, Juckreiz und Bläschenbildung waren erste Warnzeichen. Ich lernte vorsichtig zu sein. Ein entsprechendes Nährstoffprogramm schützte mich.

Heute bin ich selten krank. Meine Überempfindlichkeit wurde von einem gesunden Selbstvertrauen ersetzt. Überhaupt fühle ich mich wohl. Mein Energiepegel lässt selten zu wünschen übrig und Gewichtsprobleme kenne ich überhaupt nicht mehr. Ich lernte meine Ernährung umzustellen, und obwohl mir heute Milchprodukte und Schweinefleisch wieder erlaubt sind, verhalte ich mich zurückhaltend und diszipliniert. Kein Käsekuchen kann so gut sein, dass ich dafür Kopfschmerzen riskiere; keine Wurst ist so lecker, dass ich meine Lebensfreude und mein Wohlbefinden dafür eintauschen würde. Ab und zu genieße ich etwas Käse oder Wurst (ohne Glutamat), doch kenne ich inzwischen meine Toleranzschwelle und ich werde mich hüten, diese zu überschreiten.

Ich wollte, ich hätte von meinen Nahrungsmittelunverträglichkeiten, meiner Giftstoffbelastung und meinem erhöhten Nährstoffbedarf früher erfahren. Es wäre mir viel erspart geblieben. Andererseits bin ich froh, dass ich meine Lebensgewohnheiten rechtzeitig umstellen konnte und dass es mir gelang, den biochemischen Anforderungen meines Körpers gerecht werden zu können.

Ich lernte auch vorsichtiger einzukaufen. Etikettenlesen wurde zur Gewohnheit. Wenn ein Nahrungsmittel unklar beschriftet ist oder Zusätze enthält, die mir schaden könnten, kaufe ich es nicht. So einfach ist das. Auch in Restaurants schaffe ich problemlos Bedingungen, die meiner Gesundheit dienen. Meine Erfahrungen sind vorwiegend positiv, denn ob ich eine Sahne Dressing oder nur Essig und Öl bestelle, bereitet der Küche kein Problem. Wichtig ist, dass Wünsche rechtzeitig geäußert werden.

Dieses Umdenken erforderte einige Disziplin. Ich lernte auch sehr schnell, wie süchtig ich auf gewisse Nahrungsmittel war, wie wenig abwechslungsreich meine Ernährungsweise bislang gestaltet war. Ich kann jedoch mit Sicherheit behaupten, dass mich diese Umstellung wesentlich weniger Anstrengungen kostete, als das ständige Überwinden gesundheitlicher und psychischer Probleme. Mit Energiearmut zu leben, sich ständig zwingen zu müssen, erfordert Kraft und Überwindung und Kraft hat der Immungeschwächte meist wenig. Selbst frühmorgens aufzustehen, kostete früher einige Anstrengung. Verglichen damit war die Ernährungsumstellung, das Einhalten der Wechseldiät, das Schlucken von Nährstoffen ein Kinderspiel.

Sich von Schwere zu befreien, eigene Grenzen zu verschieben, ist Freiheit kennenlernen. Ein arbeitsreicher Tag freut mich heute. So geht es vielen Patienten, die mit diesem einfachen Konzept ihr Wohlbefinden steigerten; sich sogar von chronischen Erkrankungen befreiten. In vielen Fällen wurden Erfolge erstaunlich schnell erzielt, bei anderen war mehr Geduld und Disziplin nötig.

Gewisse Patientenbeispiele, die Sie in den nächsten Seiten finden, reflektieren vielleicht Ihr eigenes Problem. Probieren Sie das hier vorgestellte Konzept. Legen Sie Ihre Allergien ab und unterstützen Sie Ihr System mit den Nährstoffen, die Ihren Anforderungen gerecht werden. Dann wird Ihr Körper widerstandsfähiger; Ihre Organe werden funktionsfähiger und Sie werden wieder in der Lage sein, Krankheiten verstärkt abzuwehren. Selbst Ihre Psyche und Ihr Intellekt werden stärker und leistungsfähiger. Vergessen wir nicht, dass Körper und Geist ein Ganzes sind, und dass dieses vollkommene Instrument fähig ist, sich selbst zu helfen. Wenn wir Körper und Geist richtig unterstützen, schaffen wir Voraussetzungen, die uns helfen optimaler zu funktionieren.

Lernen Sie Ihre Empfindlichkeiten kennen. Identifizieren Sie vorhandene Nährstoffmängel und mögliche Giftstoffbelastungen. Erst wenn Sie wissen, was Ihrem System fehlt oder durch was es gestört wird, sind Sie in der Lage sich zu schützen und zu wehren. Hören Sie auf Ihre Körpersignale. Sobald Sie diese richtig interpretieren, und dieses Buch zeigt Ihnen wie, kann Ihr Körper, dieses wunderbare System, wieder funktionieren. Pollen, Staub, Milben, Chemikalien, oder Tierhaare werden dann auch keine Reaktionen mehr auslösen, denn ein gestärkter Körper ist tatsächlich imstande, mit Umwelteinflüssen zurecht zu kommen.

Ebenso verhält es sich mit dem Stress. Ein abwehrfähiger, energiereicher Körper ist in der Lage, sich mit Stress auseinander zu setzen, egal ob dieser Stress chemischer oder psychischer Natur ist. Selbst Lernschwierigkeiten können auf diese Art und Weise reduziert und sogar beseitigt werden. Ganz einfach deswegen, weil vermehrte Körperenergie auch unser geistiges Potential anhebt. Ein ermüdeter Körper kann geistige Weitsprünge nicht schaffen!

Möglicherweise sind Sie, lieber Leser, schon sehr aufgeklärt und schlucken bereits seit Monaten eine ganze Menge von Vitaminen, Mineralstoffen und anderen Nährstoffen. Nachdem jedoch der umwerfende Erfolg noch immer auf sich warten lässt, sind Sie berechtigterweise skeptisch.

Bei mir war das vor Dr. Habers Seminar nicht anders. Ich lernte jedoch sehr schnell, dass ein wahlloses in sich hineinstopfen unseren biochemischen Anforderungen selten genügt. Wenn wir unsere individuellen Mängel und Belastungen nicht kennen, kann eine unkontrollierte Nährstoffversorgung biochemische Störungen sogar zusätzlich vergrößern.

Vielleicht sind Sie auch felsenfest davon überzeugt, dass Ihr Gesundheitsproblem absolut nichts mit Nahrungsmittelunverträglichkeiten zu tun hat. Asthma oder Heuschnupfen sind, glücklicherweise, nicht Ihr Problem. Doch vielleicht leiden Sie unter hohen Blutfetten, Rheumaschmerzen, chronischem Durchfall oder ständigen Harninfekten. Möglicherweise tritt bei Ihnen Herzflattern ein, trotz regelmäßiger Medikamentation und obwohl kein organischer Fehler festgestellt werden kann. Möglicherweise klagt Ihr Partner über ewige Benommenheit, ist selbst nach einer geruhsamen Nacht noch müde und energielos und wird von rätselhaften Schmerzen oder Gemütsschwankungen geplagt. Oder Ihr Kind erkrankt ständig, obwohl Sie alle Vorsichtsmaßnahmen beachten. Wenn Ihr Jüngster stets zappelig und nervös ist, unter Schlafstörungen leidet und sich zeitweise unerklärlich aggressiv verhält, ist es höchste Zeit für eine Ernährungsumstellung. Zusätzliche und einfache Tests, die Sie zum Teil selbst durchführen können, verschaffen Einblick in Ihre biochemische Beschaffenheit und sind die Voraussetzung für Ihr individuelles Nährstoffprogramm.

Bleiben Sie ruhig kritisch. Manches, das Ihnen bis vor kurzem noch unerklärlich schien, wird bald verständlich. Sie können auch vieles, das Sie in den folgenden Seiten finden, auf die Probe stellen. Exerzieren Sie das Programm einfach durch. Zu verlieren haben Sie nichts. Höchstens eine Krankheit!

Online Inhalte

Da es schwierig ist manche Inhalte vernünftig im Pocket Buch Format darzustellen, und es einfacher ist auch für Sie und ihre Familie die Test und Tabellen auszufüllen, haben wir uns entschlossen ausgewählte Inhalte ebenfalls online abzulegen.

Dies betrifft vor allem die Allergie- und Unverträglichkeitstest sowie Diätpläne wie auch Tabellen. Diese können Sie zudem auch online einsehen, ausdrucken und herunterladen. So können Sie bequem die Tests und Pläne ausdrucken und ausfüllen.

Sehen Sie dieses Angebot nicht als Muss, eher als sinnvolle Ergänzung zum Buch.

Die Inhalte sind unter folgender URL abrufbar:

http://www.microtrace.de/de/partner/

Um auf die Inhalte zugreifen zu können benötigen Sie folgende Zugangsdaten:

Benutzername:	**Allergie-Buch**
Passwort:	**S4X53kg3**

Ebenfalls werden wir uns bemühen in diesem Bereich auch aktuelle Informationen zu Allergien und Nahrungsunverträglichkeiten bereitzustellen.

Sollten Sie Anregungen und Kritik haben, können Sie uns diese gerne unter folgender Adresse mitteilen:

http://www.microtrace.de/de/ueber-uns/testimonial/

KAPITEL 1

-

Folgen und Symptome von Nahrungsmittelunverträglichkeiten

Die Allergie hat viele Masken

Im Verlauf des letzten Jahrhunderts hat sich unser Leben dramatisch verändert. Die Atombombe wurde erfunden und eingesetzt; Menschen landeten am Mond. Wir sind in der Lage Organe zu ersetzen, Persönlichkeits-veränderungen medikamentös hervorzurufen und Embryonen zu verpflanzen. Selbst Eingriffe an genetischem Material sind schon über das Experimentierstadium hinaus.

Verheerende Krankheiten wie Pocken, Polio und Diphtherie sind praktisch ausgerottet und in der Bedeutung von Krankheiten wie Krebs und Aids verdrängt worden. Wenn früher fehlende Hygienemaßnahmen Epidemien verursachten, sind wir heute therapieresistenten Viren, Umwelt und radioaktiven Giften ausgeliefert.

In der Natur überlebt der Stärkere. Das war zu Darwins Zeiten so und ist es noch heute. Weshalb der eine krankheitsanfällig ist und der andere nicht, ist eine Frage der Widerstandsfähigkeit.

Und doch reagieren immer mehr Menschen auf Umwelteinflüsse, immer mehr entwickeln Allergien auf Pollen, Staub, Milben, Tierhaare und Nahrungsmittel und deren Zusätze. Könnte es sein, dass wir unserem Körper einfach Zuviel zumuten? Dass wir unsere Toleranzgrenzen nicht genügend beachten?

Mediziner definieren allgemein Allergien als den Ausdruck einer geänderten Reaktionslage gegenüber verschiedenen Umweltstoffen. Die Medizin akzeptiert, dass eine Allergiereaktion auf die unterschiedlichsten Stoffe auftreten kann. Mediziner wissen auch, dass 'Allergien' sich in den vielfältigsten Krankheitsbildern und Befindens Störungen manifestieren können. Aufgrund neuer Erkenntnisse wird die Liste der allergiebedingten Gesundheitsstörungen auch immer länger.

Wir wissen, dass Mittelohrentzündungen (Sekretorische Otitis media) vielfach auf eine Kuhmilchunverträglichkeit zurückzuführen sind und dass Gelenkschmerzen wie die rheumatoide Arthritis, Ankylosierende Spondylitis (Bechterewsche Krankheit), Osteoarthritis, und chronische Gelenk und Rückenschmerzen ohne sofort erkennbare Ursache die Folgen einer Allergie sein können.

Wir wissen auch, dass die Veranlagung zu allergischen Erkrankungen ererbt ist. Allerdings muss die Anlage nicht zwangsläufig zum Durchbruch kommen. Trotz ererbter Schwäche wird man nicht unbedingt zum Allergiker, somit findet man in Familien allergieanfällige wie auch allergiefreie Mitglieder.

Wie kann nun der Mensch, der auf Pollen, Milben oder Staub reagiert, sich von diesen Allergien befreien? Wie kann er Umweltstoffen ausweichen?

Die Antwort ist einfach. Ausweichen ist nicht wirklich möglich. Zwar könnte der Gräser empfindliche Patient während der Saison in die Sahara fliehen, doch würde er dort bald auf Staub reagieren. Weshalb? Weil sein Immunsystem nach wie vor geschwächt ist.

Wesentlich einfacher und billiger ist die Umstellung der Lebensgewohnheiten. Eine gesunde, verträglichere Kost, mehr Bewegung und die Zufuhr von Nährstoffen, die unser Immunsystem unterstützen, ist wesentlich sinnvoller und wirksamer als Flucht in die Ferne oder gar Cortison. Nahrungsmittel, die unseren Körper stressen, kann man meiden. Dazu muss man aber diese unterschwelligen und teilweise schwer erkennbaren Nahrungsmittelreaktionen erst einmal feststellen. Erst dann können wir diesem Phänomen auch die verdiente Aufmerksamkeit schenken.

Nahrungsmittelallergien sind keinesfalls eine neue Zeiterscheinung; sie waren bereits zu Hippokrates Zeiten bekannt. Es war sicherlich kein Zufall, dass dieser den Ärzten riet, sich mehr mit der Ernährung zu befassen. Schließlich prägte Hippokrates den Satz: "Der Mensch ist, was er isst."

Diese Meinung vertritt eine wachsende Ärzteschaft, die sich der Erforschung und Behandlung von Nahrungsmittelunverträglichkeiten verschrieben hat. Dr. Theron Randolph, der Pionier dieser Richtung, die Kinderärztin und Allergologin Dr. Doris Rapp, der Arzt und Autor Dr. Marshall Mandell, und viele andere amerikanischen Allergologen behandeln erfolgreich Krankheiten, denen der "Normalmediziner" und die so mächtige Pharmaindustrie ratlos gegenüber stehen. Dazu gehören psychische Erkrankungen wie Schizophrenie, Hyperaktivität und Depressionen, die scheinbar unheilbaren Hautkrankheiten wie Dermatitis oder die Schuppenflechte, sowie die steigende Zahl der chronischen Erkrankungen, denen immer mehr Menschen zum Opfer fallen.

Werfen wir einen Blick auf die folgende Liste von Symptomen und Krankheitsproblemen, die Allergien verursachen können:

Häufige Hals-Nasen-Ohren und Augenbeschwerden

Verstopfte und laufende Nase, exzessive Schleimproduktion, tränende Augen, Schleiersehen, Ohrgeräusche, Ohrensausen, Ohrenschmerzen, Mittelohrentzündungen bei Kindern, Heiserkeit, chronischer Husten, Nebenhöhlenentzündungen, Einrisse in den Mundwinkeln.

Magen-Darm-Beschwerden

Übelkeit, Erbrechen, Durchfall, Verstopfung, Aufstoßen nach dem Essen, Verdauungsstörungen, Dickdarmentzündungen, langanhaltendes Völlegefühl nach den Mahlzeiten, Bauchkrämpfe oder schmerzen.

Kopf und Nervenbeschwerden, psychische Beschwerden

Kopfschmerzen, Ohnmachtsanfälle, Schwindelgefühl, Benommenheit, Schläfrigkeit, Schlaflosigkeit, zeitweise gestörte Unfähigkeit klar zu denken, Angstanfälle, Depressionen, Aggressivität, Hyper- oder Hypoaktivität, geistige Abgestumpftheit, Ruhelosigkeit, Lernstörungen, Konzentrationsschwäche, Sprachfehler

Herzbeschwerden

Herzstolpern, Herzrhythmusstörungen, Herzflattern

Muskel und Gelenkbeschwerden

Arthritis, Gelenkschmerzen, Muskelschmerzen und schwäche, geschwollene Hände, Füße und/oder Gelenke.

Atembeschwerden

Asthma, chronischer Schnupfen, häufige Erkältungen, Heuschnupfen, Nasenbluten, Nebenhöhlenentzündungen, verstopfte Nase, Schnarchen.

Hautleiden

Nesselsucht, Ausschläge, Ekzem, Neurodermitis und Dermatitis, Blässe, Akne, Schuppenflechte.

Häufige allergiebedingte Symptome oder Zustände

Chronische, unerklärliche Müdigkeit, Schwäche, Blasenbeschwerden, häufiges Wasserlassen oder Bettnässen, Scheidenausfluss, Heißhunger, Gewichtsprobleme, unnatürlicher Körpergeruch.

Was haben Hundehaare, Milben und Pollen mit Nahrungsmittelallergien zu tun?

Stan, ein bekannter Filmproduzent, litt seit seiner Kindheit an Asthma und an deutlichen Verdauungsstörungen. Medikamente konnten die stetige Verschlechterung seines Zustandes nicht verhindern. Als er das erste Mal zu uns kam, war er übergewichtig und wegen seiner starken, asthmabedingten Atemnot arbeitsunfähig. Unserem örtlichen Krankenhauspersonal war er bestens bekannt, insbesondere während der Heuschnupfensaison. Trotz medikamentöser Behandlung erlitt er immer häufiger bedrohliche Asthmaanfälle.

"Ohne Arbeit sterbe ich" sagte er bei seinem ersten Besuch, "und ich bin bereits zu lange arbeitsunfähig." Stan kannte seine Staub und Milbenempfindlichkeit. Er wusste auch, dass Hundehaare und spezifische Pollen häufig bei ihm Asthmaanfälle auslösten.

Die Überwachung seiner Ernährungsgewohnheiten zeigte eine ausgeprägte Reaktion auf Alkohol, Mais, Malz, Kaffee, Aspirin und rote Lebensmittelfarben. Stans Mineralstoffhaushalt war deutlich geschwächt. Es zeigte sich ein allgemeines Nährstoffdefizit, wobei ein Mangel an Zink vorherrschend war.

Eine entsprechende Nahrungsumstellung und Nährstoffzufuhr brachte schnelle Besserung. Die Intensität seiner Asthmaanfälle ließ immer mehr nach; Stan verlor auch langsam an Gewicht. Bereits nach vier Wochen war er wieder arbeitsfähig und schon nach 3 Monaten war er frei von Asthmaanfällen. Nur der Kontakt mit Hunden verursachte noch leichte Beschwerden. Als die nächste Heuschnupfensaison kam, war Stans Widerstandsfähigkeit soweit angestiegen, dass überhaupt keine Asthmaanfälle mehr auftraten, und das ohne jegliche Medikamente!

Wie bei allen Allergiepatienten, ergab hier die Haarmineralien Analyse wichtige Informationen. Die Normalisierung des Mineralstoffhaushaltes nimmt überhaupt eine Schlüsselstellung für den Heilungserfolg ein. Nährstoffe wie Kalzium, Magnesium, Zink, Aminosäuren Komplexe und Vitamin C konnten Asthmamedikamente ersetzen. Auf

Pollen, Milben und Staub reagierte Stan kaum mehr. Ebenso konnte er wieder alles essen. Auch hielt er sein Nährstoffprogramm ein. "Vorsorge ist besser als Krankenhaus" sagte er und "meine Arbeit ist mein Leben. Ergo muss ich gesund bleiben, um weiter kreativ und produktiv zu sein."

Stan wurde zum Professor der Universität Colorado ernannt; er drehte wichtige Filme, die auf Universitäten und Festspielen der ganzen Welt tonangebend waren und sind und wurde stolzer Vater von zwei Kindern.

Dies alles ist fast 40 Jahre her. Prof. Stan Brakhage starb 2003. Noch heute gilt er als einer der einflussreichsten Filmemacher, der dank guter Gesundheit viel erreichte und seiner Nachwelt wichtige Dokumente hinterlassen konnte.

Lästige Hautprobleme

Tausende von Patienten begeben sich hoffnungsvoll in Hautkliniken und erhalten oft nicht mehr als Cortison. Ihre Hoffnung auf eine anhaltende Besserung ist gering, obwohl selbst schwierigste Hautprobleme ohne Medikamente beseitigt werden können.

Betrachten wir Sascha. Der zweijährige Junge litt seit seinem ersten Lebensmonat an Milchschorf, Ekzemen, Juckreiz und, verständlicherweise, an Schlafstörungen. Seine besorgten Eltern hatten alles Mögliche versucht, doch ohne viel Erfolg. Auf Kuh und Flaschenmilch war bereits verzichtet worden. Die Besserung war jedoch nur von kurzfristiger Natur. Auch Süßigkeiten oder sonstige "leere Kalorien" bekam Sascha nie, doch trotz aller Gesundheitsmaßnahmen blieb der Erfolg aus. Kinder und Hautärzte waren ratlos.

Als uns der Junge vorgestellt wurde, war sein Körper von einer blutigen Kruste bedeckt. Sascha war quengelig und unruhig, kratzte sich ständig und ließ kaum jemanden in seine Nähe.

Saschas Werdegang war mehr als aufschlussreich: Nach seiner Geburt war er an Gelbsucht erkrankt und wurde mit Antibiotika behandelt. Er erholte sich von der Gelbsucht, entwickelte jedoch kurz darauf Haut und Verhaltensprobleme. Die Antibiotikabehandlung hatte nachweislich deutliche Darmstörungen und Nahrungsmittelunverträglichkeiten ausgelöst. Außer Cortison waren alle ärztlichen Behandlungen erfolglos, und Cortison wurde nach kurzer Anwendung von der medizinisch sehr aufgeklärten Mutter wohlweislich und Gottseidank abgelehnt. Die Frauenärztin der Mutter, Dr. Julie Carpenter, überwies das Kind an uns.

Wir entwickelten eine strikte Wechseldiät. Wie das gemacht wird, entnehmen Sie bitte dem *Kapitel 13*. Wir führten eine Haarmineralien-Analyse durch und verglichen die Resultate mit den unzähligen Bluttestwerten, die, ohne viel zu ergeben, bereits durchgeführt worden waren. Deutlich war der absolute Zink und Kalziummangel. Sascha bekam zusätzlich zur Diät entsprechende Vitamine und Mineralstoffe und schon zwei Wochen später zeigte sich eine merkliche Besserung. Nach vier Monaten war seine Haut bereits abgeheilt. Sascha wurde ein ausgeglichenes Kind, das auch nachts endlich durchschlief. Keiner schätzte das mehr als die Eltern.

Dolores, eine 33jährige Friseuse und Inhaberin eines Schönheitssalons, war keine gute Reklame für ihr Geschäft. Als ich sie das erste Mal sah, dachte ich unwillkürlich an Lepra. Große Partien ihres Gesichts, ihrer Brust, Arme, Hände und Beine waren von einer cellophanartigen Haut und blutigem Schorf bedeckt. Die Blutgefäße schienen deutlich hindurch, und die geringste Bewegung verursachte blutige Einrisse. Cortison erzielte nur vorübergehend eine Besserung.

Dolores war zu Beginn der Behandlung arbeitsunfähig. Eine Ernährungsumstellung und Nährstoffzufuhr brachte bereits nach drei Wochen einen ersten Erfolg, der mit jeder weiteren Woche deutlicher wurde. Unsere Diätüberwachung ergab, dass die junge Frau stark auf Milchprodukte, Mais und Schweinefleisch reagierte, alles Lebensmittel, die in der mexikanischen Nahrung reichlich vertreten sind. Wir fanden bei Dolores einen ausgeprägten Kalzium, Magnesium und Zinkmangel. Die Patienten sprach ausgesprochen gut auf Stress-B-Vitamine und auf das Antioxidant Vitamin E an.

Das Tagebuch, das Dolores zu führen hatte, enthüllte auch, dass sie auf blaue Farbpigmente empfindlich reagierte. Schon der geringste Kontakt verursachte Juckreiz und Hautveränderungen. Dolores musste vorübergehend jeglichen Umgang mit Kosmetika meiden, die derartige Farbstoffe enthielten.

Dolores zeichnete sich durch ihre außergewöhnliche Disziplin aus. Sie befolgte die Eliminierungs- und Wechseldiät gewissenhaft, und schon nach drei Monaten hatte sich ihre Haut fast normalisiert. Nach drei weiteren Monaten waren die alten Probleme nicht mehr sichtbar. Ihre Mitmenschen konnten endlich Dolores' wirkliche Ausstrahlung und Schönheit wahrnehmen. Heute ist sie noch immer beschwerdefrei.

Das schwierigste und komplizierteste Hautleiden ist meines Erachtens die Psoriasis oder Schuppenflechte. Diese Stoffwechselerkrankung gilt als unheilbar. Cortison scheint der einzige Ausweg.

Heute weiß ich, dass Ernährung eine sehr wichtige Rolle in der Psoriasis Behandlung einnimmt. Nachdem bei diesen Patienten allgemein eine Fettstoffwechselschwäche vorhanden ist, sind alle tierischen Fette, außer Fischölen, Gift für diese Menschen. Fettes Fleisch oder Wurst zu essen, Nahrung zu frittieren oder in erhitzten Fetten zu braten, sind folgenreiche Ernährungssünden für diese Patienten. Am Schlimmsten ist jedoch der Genuss ranziger Fette, Öle und Nüsse.

Die ideale Ernährungsweise ist somit eine fettarme Nahrungsmittelzufuhr. Der Psoriasis Patient sollte sich gemüsereich ernähren, jedoch darf das Gemüse nicht in Butter oder anderen Fetten ertränkt werden. Gedünstetes Gemüse ist vitamin- und mineralstoffreich und schmeckt ausgezeichnet. Frischobst, Reis, Hirse und frisch geschrotetes Vollkorn und Weizenkeim sind außerdem ratsam, doch muss unbedingt beachtet werden, dass frisch geschrotetes Korn und auch Weizenkeime zum Ranzig werden neigen. Das gleiche gilt auch für kaltgeschlagene Öle und ölhaltige Vitamine.

Die lebenswichtigen Fettsäuren wie die Gamma-Linolensäure, Phospholipide und die Antioxidantien Vitamin E, Beta-carotene und Selen nehmen eine Schlüsselstellung in der Psoriasis Behandlung ein. Das so gesunde Leinsamenöl, das wertvolle Fettsäuren enthält, sollte somit im Speiseplan des Psoriasis Patienten nicht fehlen. Auch kaltgeschlagenes Sonnenblumen und Distelöl enthalten gute Mengen der für den Psoriasis Patienten wichtigen Fettsäuren.

Ebenfalls sehr wichtig sind Vitamin B_6 und Zink, denn diese Nährstoffe unterstützen Stoffwechsel und Immunfunktionen. Zink ist unersetzlich bei der Wundheilung, die ja bei Hautproblemen besonders im Vordergrund steht. Vitamin B_6 in der Pyridoxol-5-Form unterstützt wiederum die Zinkverwertung, was bei dem stoffwechselgeschwächten Psoriasis Patient sehr wichtig ist.

Der Psoriasis Patient braucht Selbstdisziplin, denn ohne Verzicht geht es hier nicht. Maria kann das bestätigen. Früher aß sie mit Vorliebe Fettes. Erst als sie im Alter von über 60 Jahren an Psoriasis oder der Schuppenflechte, einer Fettstoffwechselstörung erkrankte, konnten wir sie dazu bringen, das geliebte fette Fleisch, wie überhaupt alle tierischen Fette auf ein Minimum zu reduzieren. Mineralstoffuntersuchungen zeigten deutliche Mängel, die, trotz ihres Alters, leicht beseitigt wurden. Heute ist sie ihre Schuppenflechte weitgehend los und Fette mag sie weder riechen noch schmecken.

Rheumaschmerzen müssen nicht sein

Rheumatische Erkrankungen sind weit verbreitet. Obgleich Schmerzmittel Linderung bringen, kann von einer langandauernden Besserung oder gar Heilung nicht gesprochen werden, ganz zu schweigen von den Nebenwirkungen.

Schon um die Jahrhundertwende erzielte Dr. Bircher-Benner mit einfachen Ernährungsumstellungen erstaunliche Heilerfolge. Die geringe Popularität seiner Pionierarbeit liegt wohl an der Bequemlichkeit des Menschen. Zum einen müssten Therapeuten sich eingehend mit Ernährung oder Ernährungsfachleuten befassen, und zum anderen müsste der Patient seine Lebensgewohnheiten verändern. Beides verlangt zwar keine heroischen Anstrengungen, doch jede Änderung wird erst einmal blockiert, bevor sie akzeptiert und angenommen wird.

Dass die Behandlung von Nahrungsmittelallergien in Amerika größere Fortschritte als in Europa gemacht hat, ist nicht verwunderlich. Schlechte Ernährungsgewohnheiten fordern ihren Preis. Cheeseburgers und Pommes sind zwar schnelle und billige Mahlzeiten, doch nährstoffreich sind sie nicht. Schlechte Essgewohnheiten konnten inzwischen für die Häufung von chronischen Krankheiten verantwortlich gemacht werden und Amerikas Otto Normalverbraucher wird immer wachsamer. Nicht zuletzt deshalb, weil viele Menschen inzwischen bemerkten, dass sie letztendlich für sich selber Verantwortung tragen, und dass Vorbeugen gesünder (und billiger) als heilen ist.

Chronische Erkrankungen sind ein zunehmendes Problem. Eine Erkrankung wird als chronisch definiert, wenn sie sich langsam entwickelt oder/und lange andauert. Allgemein spricht man von einer chronischen Krankheit, wenn die Krankheitsdauer mehr als einen Monat beträgt. Nach Angaben der Statistik leiden heute mehr als 20 Prozent der Bundesbürger an chronischen Krankheiten. Chronische Krankheiten verursachen 80 Prozent aller natürlichen Todesfälle, während Infektionskrankheiten für weniger als ein Prozent verantwortlich sind. Zu den häufigsten chronischen Krankheiten zählen Diabetes, Gicht, Asthma, Demenz, koronare Herzkrankheiten, Alkoholismus, Rheuma, Parkinson, Brustkrebs, Multiple Sklerose und andere. Eine offizielle Liste chronischer Krankheiten besteht jedoch nicht, da im Prinzip eine Vielzahl von Krankheiten chronisch werden kann, wenn sie nicht oder falsch behandelt werden. Doch welche Behandlung ist schon richtig.

"Wundermittel" gibt es nicht und das zunehmende Wissen um die Nebenwirkungen pharmazeutischer Arzneimittel verursacht eine erhöhte Aufgeschlossenheit gegenüber natürlichen Behandlungsmethoden. Mehr noch: der heutige Patient will aktiv am eigenen Gesundheitsprozess beteiligt sein.

Sharon hatte auch ihre Erfahrungen gesammelt. Die damals 44jährige Karrierefrau litt seit ihrer Jugend an Gelenkschmerzen und Schwellungen. Migräneanfälle, Darmkrämpfe und Gewichtsprobleme taten ihr Übriges.

Sharons Familiengeschichte ist aufschlussreich. Alle Familienmitglieder waren übergewichtig, alle zogen saftige Steaks dem Gemüse vor, und von Kuchen, Torten und Schokolade hielten sie mehr als von Obst. Rheuma plagte die meisten von ihnen.

Als Kind war Sharon zart und kränkelnd gewesen. Im Teenageralter bekam sie Gewichtsprobleme, dumpfe Kopfschmerzen und Migräneanfälle traten mit zunehmendem Alter immer häufiger auf. Gelenkschmerzen kamen hinzu, Heuschnupfen und eine Menge anderer Probleme. Medizinische Behandlungen waren ziemlich erfolgslos.

Der Auslöser war eine Milchintoleranz. Sharon reagierte auch heftig auf Schweine und Rindfleisch, sowie auf Ananas. Anfangs verursachten Weizen, Rohrzucker und Eier Verdauungsbeschwerden und teilweise leichte Kopfschmerzen, doch das Einhalten der Wechseldiät brachte schnellen Erfolg. Bereits nach 3 Monaten war Sharons Verdauungstrakt wieder in der Lage die meisten der Nahrungsmittel richtig aufzuspalten. Fleisch und Milchprodukte sind teilweise noch ein Problem. Heute kann Sharon ohne weiteres ab und zu Käse oder andere Milchprodukte essen. Auch Fleisch kann sie in Maßen genießen, Sharon kennt ihre Toleranzschwelle. Überschreitet sie diese, treten Gelenk und Kopfschmerzen auf.

Als wir bei Sharon die verschiedene Nahrungsmittelreaktionen ausfindig gemacht hatten (und wie das geschieht, lernen Sie in diesem Buch), verboten wir ihr erst einmal alle Nahrungsmittel, auf die sie reagierte. Alle übrigen Lebensmittel durfte sie im Rhythmus der Wechseldiät essen. Wie alle nahrungsmittelempfindlichen Patienten, so hatte auch Sharon anfangs das Gefühl, sie würde nicht satt. Sie war an Steaks gewöhnt und hatte außerdem mit jeder Mahlzeit Käse, Joghurt, Quark, Sahne oder dergleichen zu sich genommen. Eigentlich unbewusst. Erst das Einhalten der Wechseldiät lehrte Sharon wie einseitig ihre Ernährung gewesen war, und wie süchtig sie nach den für sie gefährlichen Nahrungsmitteln war. Obwohl wir Sharons Kalorienzufuhr nicht reduzierten, verlor sie an Gewicht. Wenn sie Zuviel sündigte, nahm sie schnell einige Pfunde zu ein sicherer Hinweis auf eine Nahrungsmittelreaktion.

Sharons Genesung wurde durch den Ausgleich ihres Mineralstoffhaushaltes beschleunigt. Besonders auffällig und lohnend war die Gabe von Mangan, wodurch ihr das ständige dumpfe Gefühl im Kopf genommen wurde, das sie jahrelang geplagt hatte. "Endlich kann ich wieder klar denken" sagte sie.

Sharons Schwester war so von dem Erfolg beeindruckt, dass auch sie zu uns in die Praxis kam. Beim ersten Besuch ging sie mühselig am Stock. Ihre Gewichtsprobleme und Rheumabeschwerden waren noch viel gravierender als die von Sharon, und trotzdem konnte sie nach 2 Wochen Behandlung bereits ohne Stock gehen. Auch Treppensteigen war wieder möglich. Eider war Sharons Schwester weitaus weniger diszipliniert und fiel bald wieder in ihre alten Gewohnheiten zurück. Essen war für sie wichtiger als ihre Gesundheit; der Schmerz scheinbar leichter zu ertragen als der vorübergehende Entzug bestimmter Nahrungsmittel. Es blieben Rheuma und Krückstock.

KAPITEL 2

-

Der typische Allergiekomplex

Der typische Allergiker ist ein empfindlicher Mensch. Nicht nur im organischen Sinne, sondern auch im geistigen und seelischen Bereich. Patienten dieser Kategorie sind meist sehr intelligent, sensibel und körperlich zart. Gerade solche Menschen bedürfen einer ganzheitlichen Behandlung.

Allergien findet man in allen Altersstufen. Meist ist eine gewisse Disposition ererbt worden, die sich jedoch nicht zu einem Problem entwickeln muss. So kann ein Elternpaar Kinder haben, von denen eines unter Allergiesymptomen leidet, das andere nicht. Beide Kinder können die Disposition ererbt haben. Ausreichende Abwehrkräfte hat allerdings nur eines von beiden.

Solange die Abwehrkräfte des gesunden Körpers den täglichen Stress Einwirkungen und Belastungen standhalten, wird der Mensch von Allergiesymptomen verschont bleiben. Erst wenn die körpereigene Toleranzschwelle überschritten wird, reagiert das System mit einer Allergie. Es ist somit wichtig, dass Stressfaktoren nicht überhand nehmen. Der Allergiker wie auch der allergiegefährdete Patient sollte daher seine Stressoren kennen.

Stress ist vielfältig, doch sprechen wir meist von psychischem Stress. Überarbeitung, ein unangenehmer Chef, Streit mit dem Ehemann oder den Kindern, Autobahnstau, das alles fällt in diese Kategorie.

Der chemische Stress ist nicht ungefährlicher. Zu diesem Bereich gehören das Einatmen von Abgasen, radioaktive Belastung durch unnötiges Röntgen oder auch die Auswirkungen des Tschernobyl und neuerdings des Fukushima Unglücks, beruflicher Kontakt mit Giftstoffen oder chemische Nahrungsmittelzusätze. Das ist nur ein kleiner Teil der vielen möglichen Chemiestressoren.

Während der psychische Stress zuerst unser Nervensystem und dann auf Umwegen andere Organsysteme belastet, wirkt der chemische Stress ebenfalls auf verschiedene Organsysteme ein. Ein chemischer Nahrungsmittelzusatz mag zunächst die Leber belasten. Dann werden wichtige Enzymsysteme gestört, und über bestimmte Mechanismen wie Nährstoffunterversorgung kann das Nerven und Immunsystem überfordert und zum Reagieren gezwungen werden. Oder Toxine stören den Hormonstoffwechsel, was wiederum eine Kette von Fehlreaktionen verursachen kann.

In den letzten Jahrzehnten bewiesen Pioniere der Nährstofftherapie wie der Nobelpreisträger Dr. Roger Williams, dass eine optimale Nährstoffzufuhr organunterstützend wirkt und die körpereigene Stress-Abwehr erhöht. Mit anderen Worten: der allergiegefährdete Patient kann seine Abwehrkräfte durch gezielte Nährstoffzufuhr verbessern. Hierzu gehören die Vitamine, Mineralstoffe sowie auch lebenswichtige Fettsäuren.

Verbindet man diese Nährstoffzufuhr mit einer individuellen Wechseldiät, so werden Verdauungsorgane und Funktionen unterstützt, und Nahrungsmittel, die vorher nicht vertragen wurden, können wieder effektiver aufgespalten werden. Das allein verbessert den Gesundheitszustand. Sobald die Verdauung besser funktioniert, können Körperfunktionen besser funktionieren, Organe werden entlastet und das Immunsystem erholt sich. Wir werden abwehrfähiger.

Typische Kennzeichen eines nahrungsmittelempfindlichen Patienten

Patienten, die unter Nahrungsmittelunverträglichkeiten leiden, zeigen häufig spezifische Charaktereigenschaften:

- Sie essen mit Vorliebe und regelmäßig die Nahrungsmittel, die ihre typischen Gesundheitsprobleme verursachen.
- Sie sind stark auf das Nahrungsmittel fixiert, das sie am wenigsten vertragen. Wenn Sie auf dieses Nahrungsmittel verzichten, treten nicht selten Entzugserscheinungen auf, ähnlich denen eines Süchtigen.
- Nach zwei bis drei Tagen Fasten fühlen sie sich körperlich und geistig erstaunlich gut, und verspüren einen deutlichen energetischen Aufschwung.
- Patienten, die deutlich nahrungsmittelabhängig sind, zeigen neben körperlichen Beschwerden meist auch psychische Probleme wie Depressionen, Reizbarkeit, Übererregbarkeit oder zeichnen sich durch aggressives Verhalten aus. Gerade bei diesen Patienten verzeichnet man erstaunlichste Erfolge.
- Nach Umstellung der Ernährungsgewohnheiten treten erste Erfolg in der Regel schnell ein; die Stabilisierungsphase erstreckt sich über zirka drei Monate bis zu einem Jahr. Je kränker der Patient, umso länger dauert die Rehabilitationsphase. Allerdings bestätigen auch hier Ausnahmen die Regel.
- Patienten sind meist völlig überrascht von ihrer schnellen Genesung und bedauern, nicht früher von dieser Diät gehört haben.
- Ich kenne niemanden der nicht von einer vernünftigen Ernährungsweise profitieren würde. Selbst Athleten berichten über Leistungssteigerungen nach gezielter Nahrungsmittelumstellung. Bei einseitiger Ernährung treten Nahrungsmittelunverträglichkeiten leichter auf. Die ständige Organbelastung ist ein nicht zu unterschätzendes Problem. Man denke nur an den Alkoholiker, der tagtäglich seine Leber überfordert, oder an den "Süßschnabel", dessen Bauchspeicheldrüse ständig überbelastet wird. Die Galle reagiert unweigerlich auf eine zu hohe Fettzufuhr; Magen und Darm muss sich mit zu großen Fleischportionen auseinandersetzen. Der Darm, der ja nicht nur für die Endspaltung unserer Nahrung verantwortlich ist, sondern auch Nährstoffe aufnimmt und Giftstoffe aus unserem System hinausbefördert, wird durch unsere moderne, verfeinerte und denaturierte Nahrung zur Trägheit erzogen.
- Nahrungsmittelunverträglichkeiten sind immer durch ungenügende Aufspaltung der Nahrungsbestandteile verursacht. Wenn wir unsere Verdauungsorgane entlasten und unterstützen, wird diese wichtige Spaltung besser funktionieren. Das Resultat: Nahrungsmittelunverträglichkeiten werden auf natürliche Weise beseitigt.
- Sobald unsere Verdauungsorgane besser funktionieren, wird unsere körpereigene Nährstoffversorgung unweigerlich optimiert. Das bedeutet, dass alle Körperzellen und Organe, und nicht zuletzt auch unser Immunsystem,

besser versorgt werden. Somit kann eine einfache Diätumstellung eine ganze Reihe positiver Kettenreaktionen verursachen. Der Patient, der unter Bauchschmerzen, Hyperaktivität und Heuschnupfen oder Dermatitis litt, kann nach und nach alle Symptome verlieren. Das ist keineswegs Zufall. Dies beweist lediglich die Fähigkeit des Körpers zur Selbstheilung.

- Weshalb werden diese Zusammenhänge ständig übersehen und ignoriert? Unsere moderne Medizin ist sehr fortschrittlich in ihrem Wissen um jedes Organ, um jede menschliche Zelle. Es gibt Spezialisten, die sich nur mit unserem Gehirn befassen, die aber den Funktionen der Eierstöcke beispielsweise keine Beachtung schenken. Wegen einer Harnleiterentzündung schickt man den Patienten zum Urologen, der wiederum für das unruhige Herzflattern nicht zuständig ist. Der Patient wird somit zum Kardiologen geschickt. Dieser zeigt zwar Verständnis, wenn er von den zusätzlichen Hautproblemen des Patienten hört und überweist den Menschen dann zum Dermatologen. Letzterer erfährt dann noch nebenbei von den Sexualproblemen des Patienten und hilft ihm auch, indem er ihn zurück zum Urologen oder gar zum Psychiater schickt. So hält man den Menschen für eine Masse von Teilen, die alle getrennt beobachtet und behandelt werden. Der Mensch als Ganzes wird kaum beachtet.

KAPITEL 3
-
Die Entstehung von Allergien

"Lass die Nahrung deine Medizin sein und Medizin deine Nahrung", lehrte Hippokrates schon vor 2500 Jahren. Unsere Erkenntnisse sind also nicht neu. "Was dem einen als Nahrung dient, ist dem anderen Gift", erkannte der römische Philosoph und Dichter Lukretius vor mehr als 2000 Jahren und Moses Maimonides, ein Arzt des 12. Jahrhunderts stellte fest: "Eine Krankheit, die mit Diät allein behandelt werden kann, sollte niemals mit anderen Mitteln therapiert werden."

Befassen wir uns mit Geschichtlichem, wie unsere moderne Medizin Allergien *entdeckte*.

Prinz Albert I. von Monaco interessierte sich lebhaft für die Naturwissenschaften und lud regelmäßig Forscher zu seinen Reisen ein. Sein Steckenpferd war das Leben im Meer. Im Sommer 1901 waren Charles Richet und Paul Portier von der Sorbonne in Paris seine Begleiter. Deren Interesse galt dem Tentakelgift des portugiesischen Kriegers, einer Quallenart, die mit eben diesem Gift ihre Beute tötet.

Die Forscher isolierten das Gift und testeten es erwartungsvoll an Tauben aus. Die Versuchstiere reagierten nicht. Nach einer Woche bekamen die Tauben eine weitere, wesentlich kleinere Dosis verabreicht. Diesmal wurden die Tiere deutlich krank, und einige starben auch.

Portier und Richet folgerten daraus, dass der wiederholte Kontakt mit einer bestimmten Substanz eine Empfindlichkeit hervorrufen kann, die man seither Allergie nennt. Für diese und weiterführende Erkenntnisse erhielt Richet 1933 den Nobelpreis.

Richet dehnte seine Forschungen auf den Nahrungsmittelbereich aus. Auch hier konnte er Parallelen feststellen: Die zunehmende Belastung mit einem bestimmten Stoff führt zu Reaktionen. Schon damals stellte Richet fest, dass Kopfschmerzen, Nervosität und Verhaltensstörungen durch Allergien ausgelöst werden können.

Natürlich akzeptiert man inzwischen gewisse Medikamente wie beispielsweise Penicillin oder Metalle wie Nickel als Allergieauslöser. Dass Nahrungsmittel Koliken oder Hautprobleme verursachen, ist auch noch einleuchtend. Dass jedoch Lebensmittel Muskelfunktionen oder sogar das Zentralnervensystem stören können, ist für viele schwer zu begreifen. Nach dem Motto, "es kann nicht sein, was nicht sein darf" ignoriert man unbequeme Tatsachen, hofft stattdessen auf Wunderdrogen und Sofortlösungen.

Unsere heutige Medizin hat sich sehr spezialisiert. Allenfalls der Hausarzt kann noch den Patienten in seiner ganzen Komplexität behandeln, doch gerade Hausärzte im alten Sinne findet man immer weniger. Nicht zuletzt, weil das derzeitige Versicherungssystem die Verdienste dieser Gattung Ärzte weniger schätzt (sprich entlohnt), als die der Spezialisten, die an hochtechnisierten Tests ungleich mehr verdienen als am wichtigen Gespräch. Da auch Ärzte Geld verdienen müssen und wollen, ist die Abwanderung von immer mehr jungen Medizinern in Spezialgebiete leicht zu verstehen. Dass der Mensch aus Körper, Geist und Seele besteht, akzeptiert man zwar (schließlich las man die Griechen), aber es fehlen Zeit und Geld, um entsprechend zu handeln.

Bei jeder Allergie, egal wie sie sich äußert, läuft der gleiche Mechanismus ab. Zuerst wirkt der Stoff, z.B. Pollen oder ein Nahrungseiweiß, auf bestimmte Körperzellen ein. Dadurch kommt es zur Antikörperproduktion. Diese Antikörper liegen dann auf der Lauer, und sobald das Allergen, also der allergieauslösende Stoff auf das System einwirkt, läuft eine heftige Reaktion ab. Diese Reaktion von Antikörper und Allergieauslöser kann zu Zell und Gewebeschädigungen und Funktionsstörungen führen. Bei einem bereits geschwächten Immunsystem kann dieser erste Kontakt mit dem Allergen schon eine Empfindlichkeit oder Sensibilisierung hervorrufen.

Und hier liegt der Schüssel, wie auch die Antwort zu der häufig gestellten Frage: "Weshalb bin ich allergisch und mein Bruder nicht?"

Der Bruder hat ein stärkeres Immunsystem! Auch er hat die Anlagen, aber bei ihm verhüten bestimmte Faktoren den Allergieausbruch. Er reagiert nicht. Würde allerdings zusätzlicher Stress seine Abwehrfunktionen überfordern, würde dies die Situation verändern und die Folge wäre auch bei ihm eine allergische Reaktion.

Aus diesem Grunde treten Allergiereaktionen bei Familienmitgliedern meist zu verschiedenen Zeitpunkten auf. Erst wenn das Immunsystem nicht mehr in der Lage ist, den Stressoren entgegenzutreten, entsteht die Reaktion. Bei gewissen Histamin-vermittelten Reaktionen werden beispielsweise die Mastzellen, bestimmte Blutzellen, nicht mehr in Schach gehalten und spezifische Substanzen, die Mediatoren, werden freigesetzt. Zu diesen gehört das bekannte Histamin, das sich an Zellrezeptoren wie der Schleimhaut oder der Haut bindet und durch diese spezifische Bindung den "Ort" der Allergiereaktion bestimmt. Aus diesem Grunde leidet der eine Allergiker an Heuschnupfen, der nächste an Asthma und der dritte an Hautproblemen.

KAPITEL 4

-

Die verschiedenen Nahrungsmittelallergieformen

Eine Allergie wird medizinisch wie folgt definiert:

1. als eine veränderte körperliche Reaktion auf ein Antigen als Antwort auf einen ersten Kontakt
2. als eine überschießende oder pathologische Reaktionen wie Niesen, Atemwegreizungen, Jucken, Ausschläge auf Substanzen, Situationen oder körperliche Zustände, die beim normalen Individuum nicht auftreten.

Dr. Herbert Reichel und andere unterteilen den Allergiekomplex in vier Formen, und zwar:

- die fixierte Allergie
- die zyklische Allergie
- die maskierte Allergie
- die Suchtform der Allergie (=allergiebedingte Abhängigkeit)

Die **fixierte Allergie** ist eine permanente Allergie, die vorwiegend angeboren ist. Der Patient reagiert stets auf eine Substanz, und zwar unabhängig davon, in welchen Zeitspannen der Kontakt erfolgt. Bei einer fixierten Allergie auf beispielsweise Bienenstiche, reagiert man auch wenn das Immunsystem gestärkt wird. Allerdings wird bei einem entsprechend gestärkten Immunsystem die Reaktion weniger heftig, und nicht mehr lebensbedrohlich sein.

Betrachten wir den Fall von Herrn G., der an einer fixierten Papaya Allergie leidet. Als er das erste Mal unwissentlich Papayasaft trank, war die Reaktion lebensgefährlich und konnte nur durch schnelle medizinische Hilfe aufgefangen werden. Herr G., der sehr gesundheitsbewusst ist, unterstützte seit diesem Zeitpunkt sein Immunsystem. Zink und Vitamin B6 spielten eine wesentliche Rolle. Als er Jahre später wieder zufällig und ungewollt mit Papaya in Kontakt kam (er trank einen Schluck Saft, der auch diese Frucht enthielt), erfolgte zwar die Reaktion, doch sie verlief relativ ungefährlich. Die Rachenschleimhautschwellung war diesmal vergleichsweise mild und brauchte nicht medikamentös behandelt zu werden.

Der Vorteil der **zyklischen Allergien** ist, dass man sie wieder loswerden kann. Zyklische Allergien entstehen durch Überbelastung. Der Patient isst gewisse Nahrungsmittel in zu großen Mengen zu häufig, so dass spezifische Organsysteme überlastet und überfordert werden. Zwangsläufig sind die Nahrungsmittel, die in unserem westlichen Ernährungsplan am weitesten verbreitet sind, die häufigsten Auslöser: Schweinefleisch, Milch, Weizen, Eier, Kaffee, Schokolade, Zucker, Mais und chemische Farbstoffe.

Bei zyklischen Allergien genügt es, das Allergen für einige Zeit streng zu meiden. Wird dann noch zusätzlich das betroffene Organsystem unterstützt, verliert sich das Problem ziemlich schnell.

Ein gutes Beispiel ist Marga, die eine Vorliebe für Nüsse hatte und diese auch seit Jahren tagtäglich zwischen den Mahlzeiten oder abends beim Fernsehen knabberte. Irgendwann spürte Marga wie sich jedes Mal nach dem Genuss dumpfe Kopfschmerzen einstellten. Eine Haarmineralstoff-Analyse zeigte erhöhte Kupferwerte, Nüsse sind sehr kupferreich! Kupfer wird auch bei Leberschwäche in der Leber gespeichert und Kupferüberlastungen können Kopfschmerzen bis hin zur Migräne und emotionalen Problemen verursachen. Eine Normalisierung des Mineralstoffwechsels, sowie zusätzliche Stress B-Komplex, Vitamin C, E und Phospholipide wirkten leberunterstützend und führten zur erwünschten Normalisierung des Kupferhaushaltes. Nach nicht einmal drei Monaten war Marga von der zyklischen Allergiereaktion befreit.

Maskierte Allergien sind häufig, bleiben aber, wie der Name sagt, vielfach unentdeckt. Bereits 1981 schrieb Dr. Robert E. Forman, PhD, in seinem Artikel *Krankheit, Nahrungsmittelallergie und klinische Ökologie* (Let's Live, März 1981): "Mit maskierter Allergie beschreiben wir eine Reaktionsform, bei der ein Individuum überempfindlich auf ein Agens reagiert, dabei aber keine typischen Allergiesymptome zeigt. Aus diesem Grunde bleibt diese Allergieform maskiert bzw. unerkannt."

Mit Substanzen, die einer maskierten Allergie zugrunde liegen, hat der Körper sich teilweise "arrangiert". Typische Auslöser sind Kaffee und Zigaretten. Beide verursachen eine Stressreaktion mit erhöhter Adrenalinausschüttung, die ein Effekt der maskierten Allergie ist.

Die **Suchtallergie** oder durch Abhängigkeit gekennzeichnete Allergie gleicht der maskierten Form. Typisch ist, dass der Betroffene nicht versucht, dem Allergen aus dem Weg zu gehen. Vielmehr neigt er dazu, das Problem zu verdrängen. Wie jeder Süchtige will er von der Sucht nichts hören; er braucht die Substanz, um funktionieren zu können. Alkoholiker und Naschkatzen gehören in diese Kategorie, doch erstrecken sich Suchtallergien auch auf die sogenannten "Lieblingsnahrungsmittel", seien dies Kaffee, Schokolade, Schweinewurst oder dergleichen. Wenn Sie, lieber Leser, auf ein bestimmtes Nahrungsmittel, Getränk oder was immer es ist, nicht sofort für die Dauer einer Woche verzichten können, gehören Sie zu den Suchtallergikern.

Nahrungsmittelabhängige oder süchtige Patienten haben häufig ein Gewichtsproblem. Sie benötigen den gesüßten Milchkaffee aber auch um wach zu werden; müssen die Schokolade essen, damit der Energieabfall nicht eintritt und oder brauchen das Glas Milch um einschlafen zu können. Diese Suchtmenschen wachen oft mitten in der Nacht heißhungrig auf und müssen dann einfach ein bestimmtes Nahrungsmittel haben. Wenn die geliebte Speise mal für einige Tage fehlt, werden sie ungemütlich und fühlen sich unwohl. Wie auch die Raucher, die nachts zum Automaten gehen, damit noch Zigaretten geraucht werden können. So unternehmen Suchtesser alle möglichen Anstrengungen, um an geliebte Nahrungsmittel zu kommen. Wenn sie diese auf lange Zeit hinweg nicht bekommen, erleiden sie echte Entzugserscheinungen. Interessant ist, dass sich nach einer erfolgreichen Ernährungsumstellung die Vorliebe für ein bestimmtes Nahrungsmittel oft in eine deutliche Ablehnung verwandelt.

Der Suchtpatient ist im Allgemeinen kein Allergiker im medizinischen Sinne. Er kann jedoch dazu werden. Sein unvernünftiges Verhalten führt schnell zu Stoffwechselschwächen, die wiederum Krankheiten wie die Schuppenflechte oder auch die Zuckerkrankheit verursachen können. Suchtpatienten leiden zudem oft unter

Gewichtsproblemen. Nicht zuletzt, weil sie unkontrolliert und kalorienreich essen. Erst wenn der Suchtpatient sich vernünftig ernährt, wird er sein Gewicht los. Normale Reduktionsdiäten sind bei ihm meist erfolglos, vor allem weil er stets Nahrungsmittel zu sich nimmt, die organbelastend wirken. Eine erhöhte Wasseransammlung im Gewebe kommt häufig als ein erschwerendes Problem dazu. Eine gezielte Wechseldiät mit zusätzlichen Kalium und Vitamin B6 Gaben kann schnell zum Erfolg führen.

Suchtpatienten brauchen moralischen Halt. Es ist wichtig, sie zur Disziplin anzuhalten, denn gerade diese Menschen finden tausend Tricks, um sich und andere davon zu überzeugen, dass ihr Suchtverhalten gerechtfertigt sei. Sie suchen das besondere Hochgefühl, das das Suchtmittel bringt. Dieses durch Adrenalin verursachte Gefühl der Energie wird zwar kurze Zeit nach dem Genuss von einem Tief verdrängt, aber daran mag der Süchtige sich nicht erinnern.

Kommen wir zurück zum "Süßschnabel". Um sein Energieniveau aufrecht zu erhalten, muss er immer mehr Süßes essen. Die Bauchspeicheldrüse wird überlastet und über kurz oder lang überfordert. Nun ist dieses Organ nicht nur für die Zuckerverwertung und Insulinproduktion wichtig, sondern es hat auch eine Schlüsselstellung bei der Eiweißspaltung. Außerdem trägt die Bauchspeicheldrüse zur Darmentsäuerung bei. Wenn sie diese Funktionen nicht ausreichend ausführen kann, entstehen Nahrungsmittelunverträglichkeiten. Sobald Eiweiße nicht genügend gespalten werden, gelangen zu große Eiweißmoleküle in den Blutstrom und werden dort vom Immunsystem als Fremdkörper betrachtet. Das Resultat ist eine echte Allergie.

Nun ist die Theorie immer einfacher als die Praxis, und die beschriebenen Allergiekategorien treten selten in ihrer reinen Form auf. Meist zeigt der Allergiker Anzeichen verschiedener Allergieformen gleichzeitig. So kann der Suchtallergiker auch Anzeichen der fixierten, zyklischen und maskierten Allergien aufweisen. Mein eigener Fall ist ein klassisches und gar nicht so seltenes Beispiel.

Ich war bereits Mitte Dreißig, als bei mir eine Kuhmilchunverträglichkeit festgestellt wurde. Damals konnte niemand ermitteln, was das Grundproblem war. Heute weiß ich, dass es sich um eine zyklische Allergie handelt, die alle Anzeichen einer Suchtallergie an sich hatte.

Ich war früher Kettenraucherin. Mir fiel es noch viel, viel schwerer auf Milchprodukte zu verzichten, als auf Zigaretten! Ich gestehe auch alle Tricks versucht zu haben, dieses Nahrungsmittel Abhängigkeitsverhältnis beibehalten zu können. Glücklicherweise war mein Körper klüger als der Kopf.

Ich erinnere mich lebhaft an den Tag, an dem ich mich wieder an Milchprodukte wagte. Nach drei Wochen milchproduktfreier Diät, probierte ich Molke. Der Versuch fiel böse aus. Ich bekam meine berüchtigte Supermigräne und blieb während der nächsten zwei Jahre den Milchprodukten liebend gerne fern. Danach begann ich vorsichtig und in wöchentlichen Abständen, kleine Mengen Käse in meinen Ernährungsplan einzubauen. Solange ich nicht übertrieb, ging alles gut. Sobald ich meine Toleranzschwelle überschritt, verspürte ich Depressionen und ein unangenehmes, undefinierbares Krankheitsgefühl. Je weiter ich die Toleranzgrenze übertrat, umso schlechter ging es mir. Zuviel Käse löste sogar einen ausgewachsenen Schnupfen aus. Ein Kollege formulierte dies ganz richtig. "Du fängst Dir den Schnupfen nicht ein" sagte er, "Du isst ihn Dir an." Sobald ich mich dann wieder milchproduktfrei ernährte, verloren sich diese Symptome, und ich fühlte mich entsprechend wohl.

Heute kann ich mir allerdings wesentlich mehr Milchprodukte erlauben, was auf eine erhöhte Toleranzschwelle hinweist. Trotzdem bin ich vorsichtig.

Käseliebhaber wie ich fallen leicht in das alte Suchtverhalten zurück. So richtig erkannte ich das, als mein Mann, der in Frankreich aufgewachsen ist und ebenfalls ausgesprochener Käseliebhaber ist, eines Abends ein ganzes Rad Briekäse mit nach Hause brachte. An diesem Tag hielt ich mich zurück, denn es ist für den Suchtmenschen immer einfacher, sich in Gegenwart anderer zu zügeln. Am nächsten Morgen war ich allein zuhause, und Kaffee mit Käsebrot ist für mich der Inbegriff eines kulinarischen Genusses. Sie ahnen, wie die Geschichte ausgeht. An diesem Morgen aß ich den restlichen Brie. Es waren sicher gut 2 Pfund! Danach fühlte ich mich nicht nur miserabel, es wurde mir auch das ganze Ausmaß meines Suchtverhältnisses klar.

Als ich mit meinem individuellen Allergieprogramm anfing, litt ich an zusätzlichen zyklischen Allergien, die sich schnell und problemlos verloren. Weintrauben, Ananas, Malz und Mais verursachen heute keinerlei Probleme mehr, auch wenn ich davon etwas mehr genieße. Zyklische Allergien tauchen zwar immer in Verbindung mit anderen Allergieformen auf, mit etwas Disziplin sind sie jedoch leicht loszuwerden.

KAPITEL 5

-

Charakteristische Beschwerden, die leicht übersehen werden

Das allergiebedingte Übergewicht

Sie haben schon alle erdenklichen Schlankheitskuren ausprobiert und kennen sämtliche Diätkochbücher auswendig. Sie waren in Kliniken zum Abspecken und selbst die Nulldiät erzielte entmutigende Resultate. Nichts haben Sie unversucht gelassen: fettarm, fettreich, fleischarm und fleischreich nichts half. Sportprogramme erzielten keinen Gewichtsverlust.

Kopf hoch! Wahrscheinlich leiden Sie an einer maskierten Nahrungsmittelintoleranz. Suchtallergien spielen hier häufig mit, insbesondere, wenn Sie ab und zu von Heißhungerattacken geplagt werden.

Amerikas bekannter Allergologe Dr. Marshall Mandell formulierte dieses Suchtverhältnis, das nicht selten bei Übergewichtigen eine Rolle spielt, so: "Der Übergewichtige hat keine Ahnung, dass die Heißhungerattacke in Wirklichkeit eine Entzugserscheinung ist. Er weiß lediglich, dass er sich solange ungut fühlt, bis er seinem Verlangen nachgibt."

Abgesehen von der oft unnötigen Kalorienzufuhr, die diese Heißhungerattacken mit sich bringen, verursacht dieses allergisch bedingte Suchtverhalten deutliche Gewichtsschwankungen. Solch ein Patient nimmt leicht 2 oder sogar 510 Pfund an einem Tag zu, und bei gezieltem Verhalten verliert er diese Menge auch wieder. Da er jedoch die Ursache hierfür nicht erkennt und sich folglich falsch ernährt, schließt sich der Teufelskreis schnell. Zusätzliche Organschwächen verursachen maskierte Allergien und Stoffwechselprobleme. Als Konsequenz wirkt eine kalorienarme Nahrung, die möglicherweise zu einem nicht unerheblichen Teil aus Allergieauslösern besteht, nicht gewichtsreduzierend, sondern führt ganz im Gegenteil zur Gewichtszunahme!

Eine gezielte Diätumstellung mit zusätzlicher Kalium- und Vitamin-B_6-Zufuhr bewirkt positive Ergebnisse. Überflüssiges Wasser wird aus dem Gewebe ausgeschwemmt, und der Patient sieht erste und ermutigende Erfolge.

Übrigens sollten wassertreibende Medikamente (Diuretika) gemieden werden, denn diese sind oft die Ursache des erhöhten Kaliumbedarfs. Da Kalium gerade das Mineral ist, das entwässernd wirkt, muss man im Umgang mit Diuretika Vorsicht walten lassen.

Was der Körpergeruch verrät

Übergewichtige leiden häufig an unangenehmem Körpergeruch, der durch die üblichen Hygienemaßnahmen nur unvollständig beseitigt wird. So lästig dieses Problem ist, so einfach lässt es sich, auch ohne teure Deodorants, beheben.

Unangenehmer Schweißgeruch kann allergiebedingt sein. Bei Übergewichtigen weißt die Haarmineral Analyse nicht selten auf einen ausgeprägten und typischen Zinkbedarf nach. In Verbindung mit einer Vitamin-B_6-Unterversorgung ist unangenehmer

Schweißgeruch die Folge. Typische Anzeichen eines Zinkmangels sind auch ein reduzierter Geschmacks und Geruchssinn. Aus diesem Grunde übersalzt der Betroffene gern, was wiederum Gewichtsprobleme erschweren kann. Weitere Symptome sind Apathie, Immunschwäche, ein geschwächter Eiweiß und Kohlehydratstoffwechsel. Wenn zusätzlich eine verzögerte Wundheilung beobachtet wird, kann mit einem gravierenden Zinkmangel gerechnet werden. Eine Haarmineralien Analyse lohnt sich hier ebenfalls, denn die Normalisierung des gesamten Mineralstoffhaushaltes wirkt sich positiv auf alle Stoffwechselfunktionen aus.

Betrachten wir Franks Situation. In seiner Kindheit erkrankte er an Polio, und noch als Erwachsener litt er unter einer schweren Verbiegung der Wirbelsäule. Zwar war Frank überdurchschnittlich groß, doch wog er mit 110kg erheblich zu viel. Rückenprobleme plagten ihn, und er klagte außerdem über Lustlosigkeit, Verdauungsprobleme und zu hohen Blutdruck. Sein Körpergeruch war stechend scharf.

Frank reagierte auf viele seiner Leibgerichte: Milchprodukte, Schokolade (die meist auch ein Milchprodukt ist), Zwiebeln, Hefe und Spinat. Diese Nahrungsmittel wurden ihm für die Dauer von drei Monaten gestrichen. Alle anderen Nahrungsmittel aß er im Rhythmus der Wechseldiät.

Die Haarmineralien Analyse zeigte einen deutlichen Mangel an allen Mineralstoffen und Spurenelementen, besonders an Zink. Ein gezieltes Mineralstoff und Vitaminprogramm, sowie zusätzliche Verdauungsenzyme brachten innerhalb von wenigen Wochen deutliche Erfolge. Frank berichtete von einer merklichen Energiesteigerung. Der unangenehme Schweißgeruch verlor sich. Franks Rückenschmerzen ließen nach, und mit der Gewichtsabnahme normalisierte sich auch sein Blutdruck. Dies ist typisch für den Verlauf eines Gesundungsprozesses.

Wichtiges zum Blutzuckerspiegel

Haben Sie schon einmal in der Hektik des Tages eine Mahlzeit ausgelassen und sich dann über Ohrensausen und einen salzigen Geschmack auf der Zunge gewundert? Vielleicht ist Ihnen sogar der kalte Schweiß ausgebrochen oder es wurde Ihnen schwarz vor Augen. Das alles sind Symptome von Unterzuckerung, auch Hypoglykämie genannt. Weitere Zeichen sind Energieschwäche, Lethargie und unerklärliche Müdigkeit.

Die Schulmedizin hat fest etablierte Anschauungen zum Problem der hypoglykämischen und diabetischen Patienten. Als Ursache gilt die Kohlehydratintoleranz, die mit dem Glukosetoleranztest (GTT) erfasst wird.

Bei diesem Test muss der Patient Zuckerlösungen trinken. Danach werden in bestimmten Abständen die Blutzuckerwerte gemessen, damit die Zuckerverwertung genau verfolgt werden kann. Dieser Test zeigt, ob die Bauchspeicheldrüse zu heftig reagiert, d.h. überschießend Insulin produziert, was die Blutzuckerwerte herunterdrückt und die bekannte Unterzuckerung verursacht. Je schneller die Blutzuckerwerte fallen, umso heftiger ist die Bauchspeicheldrüsenreaktion, und umso akuter ist die Unterzuckerung.

Bei der Überzuckerung oder dem Diabetes tritt das Gegenteil ein. Die Bauchspeicheldrüse ist nicht schnell genug in der Lage ausreichend Insulin auszuschütten, um den erhöhten Blutzucker in Kontrolle zu halten: es kommt zum Hypoinsulinismus oder der Überzuckerung. Bei insulinabhängigen Patienten ist die körpereigene Insulinproduktion deutlich unzureichend. Der Blutzuckergehalt wird durch eine entsprechend verordnete Insulinzufuhr im Rahmen gehalten. Schränkt der Patient nun seine Kohlehydratzufuhr nicht ein und ist heute mal vorsichtig und sündigt morgen, dann werden die Blutzuckerwerte zwangsläufig starken Schwankungen unterliegen. Das Befinden des Patienten ist dementsprechend.

Unterzuckerung ist im Allgemeinen die erste Vorstufe einer Überzuckerung, d.h. der Hypoglykämiker von heute ist der Diabetiker von morgen sofern er sein Essverhalten nicht rechtzeitig korrigiert. Wie ist das zu erklären? Das überaktive Stadium der Unterzuckerung geht mit fortwährender Zuckerüberlastung (und der Hypoglykämiker ist meist ein Süßschnabel) in die hypoaktive Phase über. Einfach gesagt, die überstrapazierte Bauchspeicheldrüse ermüdet und gibt auf.

Der Glukosetoleranztest strapaziert die bereits überbeanspruchte Bauchspeicheldrüse stark, was sowohl für Hypoglykämiker als auch für Diabetiker eine enorme Belastung darstellt. Fortschrittlich denkende Mediziner kommen deshalb immer mehr von diesem Test ab und verlassen sich mehr auf die einfache Kontrolle der nach 12stündigem Fasten erzielten Blutzuckerwerte. Nach 12stündigem Fasten gelten Blutzuckerwerte von 65120mg% als normal. Liegen Ihre Werte darunter oder darüber, sollten Sie mit Zucker vorsichtig sein. Erste Anzeichen von Überzuckerung sind ein starkes Durstgefühl und deutliche Schwächezustände. Der Patient riecht unangenehm süßlich aus dem Mund und muss häufig Wasser lassen, wobei der Urin acetonartig riecht.

Die Bauchspeicheldrüse ist wichtig für die Zuckerverwertung und zusätzlich notwendig für eine große Anzahl weiterer Spaltungsprozesse. Eine gestresste Bauchspeicheldrüse ist nicht angemessen in der Lage, den Darm zu entsäuern und die Enzyme zu produzieren, die für die Eiweißspaltung zuständig sind.

Was das alles mit Zucker und Allergien zu tun hat? Sehr viel!

Gerade Diabetikern wird angewiesen, sich kohlehydratarm und eiweißreich zu ernähren. Wie wir gesehen haben, ist eine gestresste Bauchspeicheldrüse kaum fähig Stoffwechselfunktionen, die für die Zucker wie auch Eiweißverwertung notwendig sind, ausreichend durchzuführen. Sämtliche Spaltungsprozesse leiden darunter der Teufelskreis beginnt. Der bauchspeicheldrüsengeschwächte Patient ist dadurch ein Spitzenkandidat für Nahrungsmittelunverträglichkeiten.

Eine eiweißreiche Diät stellt für den Zuckerempfindlichen nicht mehr als eine Notlösung dar. Viel besser und effektiver ist eine vernünftige Wechseldiät, die zwar Eiweiße berücksichtigt, doch auch vollwertige Nahrungsmittel integriert. Schweinefleisch, Milchprodukte und Schalentiere enthalten schwer verdauliche Eiweiße und müssen durch weniger belastende pflanzliche Eiweiße wie Soja, mageres Geflügel oder Fisch ersetzt werden. Hülsenfrüchte sind ebenfalls gute Eiweißlieferanten.

Kaufen Sie sich ein Kalorienbuch, das auch über Kohlehydratmengen Aufschluss gibt. Sie werden feststellen: ein Teller Linsen enthält nicht mehr Kohlehydrate als ein Schälchen Pudding, ein Teller Nudeln oder ein Stück Brot mit 1 Teelöffel Honig.

Vollwertige Nahrungsmittel versorgen Sie besser mit wichtigen Nährstoffen. Gerade für den zuckerempfindlichen Patienten sind Mineralstoffe und Spurenelemente wie Magnesium oder Chrom von besonderer Wichtigkeit. Sie sollten auch wissen, dass Zucker nicht nur nährstoffarm ist, sondern er führt auch zu einem erhöhten Nährstoffverlust. Je höher der Zucker und Alkoholkonsum, umso mehr erhöht sich der Bedarf an Chrom und Magnesium, denn unter diesen Bedingungen werden diese Nährstoffe vermehrt ausgeschieden. Chrom und Magnesiummangel ist daher häufig bei "Süßschnäbeln" und Alkoholikern vorzufinden.

Chrom ist ein Bestandteil des Glukosetoleranzfaktors und damit bedeutsam für die Zuckerverwertung. Magnesium wird bei allen Stoffwechselvorgängen gebraucht und seit langem in der Diabetesbehandlung eingesetzt. Das Spurenelement Zink ist ein Bestandteil des Insulinmoleküls und wichtig für die Insulinproduktion.

Der Fall von Frau B. ist ein gutes Beispiel dafür, wie sich der Körper schnell von einer sogenannten "unheilbaren" Krankheit wie beispielsweise dem Diabetes, erholen kann. Frau B. hatte seit Jahren regelmäßig Insulin gespritzt und litt unter verschiedenen Allergien. Eine Haarmineralien Analyse zeigte einen deutlichen Magnesium, Chrom und Zinkmangel, sowie erhöhte Nickelwerte. Da Frau B. eine starke Raucherin war, konnte diese Schwermetallbelastung leicht erklärt werden.

Zum Ausgleich des Mineralstoffhaushaltes wurde für Frau B. ein individuelles Nährstoffprogramm sowie ein Ernährungsplan im Sinne der Wechseldiät festgelegt. Obwohl wir ihr keine Nahrungsmittel strichen, klagte Frau B. über ein schlechteres Befinden an den Tagen, an denen Milchprodukte erlaubt waren. Nachdem dies festgestellt wurde, verzichtete sie vorübergehend auf alle Milchprodukte und stellte freiwillig das Rauchen ein. Innerhalb von sechs Wochen konnte die Insulinzufuhr reduziert werden, und heute ist Frau B. ihre Zuckerkrankheit vollkommen los.

Dr. Philpott, ein bekannter amerikanischer Psychiater, der sich intensiv mit der Nährstofftherapie und Allergiebehandlung befasst, beobachtete, dass das Rauchen von nur einer Zigarette eine deutliche Senkung des Blutzuckerspiegels, und bei einigen Patienten innerhalb kürzester Zeit akute hypoglykämische Symptome verursacht. In einem Fall fiel der Blutzuckerspiegel innerhalb von 30 Minuten von 80mg% auf 30mg%, und dabei hatte der Patient lediglich eine Zigarette geraucht!

Dr. Philpott berichtet auch von Fällen, bei denen das Gegenteil eintrat. Ein Patient wies bei Testbeginn einen Nüchtern-Blutzucker von 75mg% auf und hatte keinerlei Beschwerden. Innerhalb der nächsten halben Stunde rauchte er acht Zigaretten, und schon nach der ersten Zigarette zeigten sich Anzeichen von Verwirrung. Als nach 30 Minuten der Blutzuckertest wiederholt wurde, ergaben sich Werte von 200mg%! Rauchen verursachte in diesem Fall ein gefährliches Ansteigen der Blutzuckerwerte!

Ernährungsbedingte Stimmungsschwankungen

Vor einigen Jahren nahm ich an einem Symposium teil, das sich den Nahrungsmittelunverträglichkeiten widmete. Dort wurde von Allergologen erläutert, wie diese Art von Allergie über die bekannten Beschwerden hinaus zu Stimmungsschwankungen, Übererregbarkeit, ja sogar aggressivem Verhalten oder totaler Labilität führen kann. Meiner Meinung ist dies auch ein Grund für das ständige Zunehmen der psychischen Erkrankungen.

Unzählige Menschen wachsen unter sehr ungünstigsten Bedingungen auf. Dennoch tauchen emotionelle Probleme nicht ausschließlich in dieser Patientengruppe auf. Im Gegenteil: eine ganze Menge Menschen, die unter äußerst günstigen Lebensbedingungen leben, leiden unter starken psychischen Problemen. Deshalb kann das Umfeld somit nicht ausschließlich für psychische Störungen verantwortlich gemacht werden.

Statistisch gesehen schafft eine intakte Familie bessere Voraussetzungen für ein stabiles Innenleben als asoziale Verhältnisse. Trotzdem sind auch Kinder aus gesundem Milieu nicht vor psychischen Problemen gefeit. Die steigende Suizidrate von Jugendlichen aus geordneten Verhältnissen oder sogenanntem "besseren Hause" bestätigt dies. Selbst in verantwortlichsten Familien kommt es vor, dass einer der Sprösslinge trotz aller Hilfe und allem Verständnis, dem täglichen Stress nicht gewachsen ist. Solch ein Kind ist oft aus unerfindlichen Gründen himmelhochjauchzend und dann wieder zu Tode betrübt. Schwankende schulische Leistungen tragen weiter zu der Problematik bei.

Derartige Sorgenkinder finden trotz aller Unterstützung nicht die Lösung ihres Problems. Psychiatrische Hilfe scheitert, jegliches Verständnis bleibt ohne Erfolg. Diese Menschen scheitern nicht selten im Schul- und später im Berufsleben. Wer mag sich schon auf die Dauer mit launischen, unberechenbaren Menschen abquälen?

Unterschwellige Allergien, nicht erkannte Nahrungsmittelunverträglichkeiten sind oft eine Ursache dieser Probleme. Sobald diese erkannt und beseitigt werden, wird häufig die Psyche stabiler. Diese, von dem amerikanischen Allergologen Dr. Philpott benannten "Brain Allergies" findet man in allen Altersgruppen, ganz besonders bei Kindern.

Jonathan galt als ‚Halbstarker'. Er war seit frühester Kindheit schwer erziehbar, was vielen ein Rätsel war, denn die anderen Kinder dieser Musterfamilie waren völlig unkompliziert. Jonathan war bekannt für seine Wutanfälle, die meist von akuten Depressionen abgelöst wurden. In der Schule war er gefürchtet. Als er wieder einmal einen seiner Mitschüler angegriffen und sogar verletzt hatte, wurde gegen ihn Anzeige erstattet. Die Schule drohte mit Ausschluss.

Jonathan zeigte eine deutliche Zuckerunverträglichkeit. Süßigkeiten und Bier verursachten bei dem Jugendlichen akute Hyperaktivität und aggressives Verhalten. Milch stürzte ihn in tiefste Depressionen. Am heftigsten reagierte er auf Eiscreme. Der Bluttest zeigte Neigung zur Unterzuckerung und die Haarmineralien Analyse wies auf deutlichen Chrom, Kalzium und Magnesiummangel. Es lag auch eine auffällige Kupfer, Blei und Kadmiumbelastung vor.

Erst nach langen Gesprächen, in denen ihm die gerichtlichen und schulischen Konsequenzen und die ganze Schwierigkeit seiner Situation bewusst wurden, war Jonathan bereit mitzumachen. Alle Süßigkeiten, Milchprodukte und jeglicher Alkohol wurden ihm vorübergehend verboten. Auch das Rauchen, dem er heimlich gefrönt hatte, musste er aufgeben.

Jonathan gab schon nach wenigen Wochen selbst zu, dass er sich seit der Ernährungsumstellung und Nährstofftherapie ganz deutlich besser fühlte. Den Erfolg schilderte er so: er könne ruhiger schlafen, fühle sich weniger angegriffen und werde immer seltener von Aggressionen und Depressionen geplagt.

Weniger positiv ist der Fall meiner früheren Angestellten Frau M. Sie war etwas über dreißig, und eine wirklich gute medizinisch-technische Laborantin. Auf Grund ihrer manisch-depressiven Veranlagung besuchte sie schon seit Jahren regelmäßig eine Psychotherapeutin, nahm Lithium ein und war ihrer Krankheit trotzdem hilflos ausgeliefert.

M. war eine starke Raucherin. Ihre Mahlzeiten bestanden vorwiegend aus Süßigkeiten, besonders Schokolade, Erdnüssen, Joghurt und Käse. Andere Nahrungsmittel existierten für sie kaum. Bei ihr zeigte die Haarmineralien Analyse eine enorm starke Kupferbelastung. Der bekannte amerikanische Psychiater Dr. med. Carl C. Pfeiffer demonstrierte bereits vor Jahren, dass Kupferbelastungen psychische Störungen verursachen können. Zu erhöhten Kupferwerten neigen Frauen, die die Pille einnehmen. Bei manisch-depressiven und Schizophrenen werden häufig Kupferüberlastungen beobachtet. Schwermetallbelastungen belasten ebenfalls die Psyche. Eine entsprechende Nährstoffzufuhr kann das biochemische Gleichgewicht wieder ausgleichen und schnell zum Erfolg führen.

Davon wollte M. allerdings nichts hören. Sie wollte weder das Rauchen aufgeben, noch war sie bereit, sich vernünftiger zu ernähren. Vielleicht fühlte sie sich bereits zu vertraut mit ihrer eigenen Misere und hatte nicht mehr die notwendige Energie, ihre Lebensgewohnheiten zu verändern. Es konnte ihr somit nicht geholfen werden.

Nährstoffe, Schwermetalle und Hautprobleme

Früher hatte ich wenig Ahnung davon, welche Ausmaße Nahrungsmittelunverträglichkeiten annehmen können. Zwar war mir bewusst, dass sie Psyche und verschiedene Körperfunktionen stören können, dass jedoch eine einfache Nahrungsmittelumstellung und Nährstofftherapie eigentlich jeden Krankheitskomplex positiv beeinflussen kann, getraute ich mir nicht einmal zu denken.

Heute vertrete ich die Ansicht, dass es keinen Kranken oder Gesunden gibt, der nicht von einer optimalen Ernährungsweise und Nährstoffzufuhr profitieren würde. Dass Umweltgifte uns alle belasten und auch gefährliche Krankheitsauslöser sind, nahm ich erst richtig zur Kenntnis, als es um meine eigene Haut ging. Im wahrsten Sinne des Wortes.

1984 hatte ich meine Allergien längst im Griff. Migränen waren ein Problem der Vergangenheit. Mein Energiepotential war besser denn je. Auch litt ich nicht mehr unter Heuschnupfen, und meine Haut war glatt und schön. Im Oktober gab es im Labor maschinelle Komplikationen. Ich musste einspringen, wie immer in Krisensituationen. Durch das Missgeschick eines Ingenieurs, wurde ich, genau wie er, über etliche Tage hinweg großen Mengen Quecksilberdämpfen ausgesetzt. Die Folge dieser Vergiftung war innerhalb einer Woche sichtbar: Mein altes Dermatitis Problem trat wieder auf. Die

Vollblutuntersuchung, die wir im Labor durchführten, bestätigte die hohe Quecksilberbelastung.

Fortan reagierte ich wieder auf gewisse Nahrungsmittel; meine alte Migräneempfindlichkeit stellte sich wieder ein. Zum Glück wusste ich mich zu wehren. Ich nahm erhöhte Mengen an Antioxidantien wie Selen, Vitamin C und E, sowie Zink und gewisse Aminosäuren. Diese Nährstoffe haben die Fähigkeit den Körper zu entgiften.

Dies geschah auch. Meine Haut- und Allergieprobleme reduzierten sich zunehmend. Nach zwei Monaten war ich die Symptome wieder los. Als ich dann meine Amalgamfüllungen entfernen ließ, traten die gleichen Gesundheitsprobleme wieder auf. Weshalb? Amalgamfüllungen werden durch Bohren entfernt. Dieses Bohren setzt Quecksilberdämpfe frei, die eingeatmet werden und damit in den Blutstrom gelangen. Das Quecksilber, das daraufhin vom System nicht schnell genug ausgeschieden wird, lagert sich in den Geweben ab. Aus diesem Grunde kann eine Haar oder Nagelmineralien Analyse schon länger zurückliegende Belastungen feststellen, da Haare und Nägel letztendlich auch Gewebe sind.

Asthma – auch eine Allergie

Asthma ist eine schwierige und teilweise lebensgefährliche Krankheit. Cortison wird gerne eingesetzt. In Wirklichkeit kann der Asthmaanfällige seine Widerstandsfähigkeit soweit anheben, dass er mit wenig, oder sogar ohne Cortison auskommt. Wenn Nahrungsmittel Asthmaanfälle erschweren, sollte folgendes beachtet werden:

- Alle Kuhmilchprodukte vorübergehend aus dem täglichen Speiseplan streichen
- Den krampfverhütenden Mineralstoffen Kalzium, Magnesium und Kalium muss besondere Aufmerksamkeit geschenkt werden, d.h. es muss ein individuelles Nährstoffprogramm entwickelt werden. Mineralstoff-untersuchungen von Blut, Urin und Haaren oder Nägeln vermitteln wichtige Informationen, die für die Erstellung eines individuellen Nährstoffprogramms unerlässlich sind.
- Für eine geregelte Verdauung ist zu sorgen
- Die Wechseldiät sollte für 3 Monate befolgt werden, damit nichterkannte Allergene nur im Wechsel, d.h. nicht ständig, genossen werden.
- Fixierte oder maskierte Allergien sind bei Asthmatikern häufig anzutreffen, wobei die Milchunverträglichkeit häufig vorliegt. Ich kenne keinen Asthmatiker, dessen Zustand sich durch eine eiweißarme Diät nicht wesentlich gebessert hat.

Asthmatiker sind meist Menschen, die während ihrer ersten Lebensmonate schon von Koliken geplagt wurden. Oft waren sie weinerliche, schwer zu befriedigende Babys, die entweder zu wenig oder ständig schliefen. Als Kleinkinder zeigten sie häufig tiefe Ringe unter den Augen, litten an Milchschorf und häufigem Nasenbluten und galten als ständige Rotznäschen. Von Erkältungskrankheiten waren sie viel geplagt.

Es ist meine Erfahrung, dass diese Zeichen der Laktoseintoleranz oder Milchunverträglichkeit das Hauptproblem des Asthmatikers sind. Franz Oski, Chefarzt der Universitätsklinik von New York, schätzt, dass 25% aller Kinder, die vor dem siebten Lebensmonat Kuhmilchpräparate bekommen, eine oder mehrere Allergien entwickeln.

Junge Mütter täten somit gut daran, lange zu stillen. Ebenso ratsam wäre eine soweit wie mögliche allergenfreie Diät für die werdende und stillende Mutter.

Sobald bei der jungen Mutter auch nur der geringste Verdacht auf Milchunverträglichkeit auftaucht, ist von Kuhmilchkonsum abzuraten. Alle Kuhmilchprodukte müssen gemieden werden. Die Kalziumversorgung kann auch anders sichergestellt werden. Wichtig ist auch, dass nur Mineralstoff und Vitaminpräparate eingesetzt werden, die laktose- und milchzuckerfrei sind. Zu beachten ist auch, dass homöopathische Tabletten oder Kügelchen und viele der heute üblichen Präparate Milchzucker enthalten. Im Anfangsstadium der Behandlung sollten auch diese gemieden werden.

Eine gezielte und richtige Nährstoffzufuhr versorgt Mutter und Kind, erhöht beider Wohlbefinden, beugt Allergien vor und reduziert Allergiesymptome deutlich.

Frau K. litt seit ihrer Kindheit unter Asthma und nahm seit Jahren Cortison ein. Als sie uns das erste Mal konsultierte, hatte sie trotz hoher Cortisondosen Atembeschwerden. Durch die Cortisontherapie war sie aufgedunsen und übergewichtig. Nach 10 Tagen ohne jegliche Milchprodukte konnte sie wesentlich freier atmen. Die Zufuhr von Kalzium, Zink und anderen Nährstoffen war soweit erfolgreich, dass die Cortisontherapie reduziert werden konnte.

Bei ihrer 20jährigen Tochter, die ebenfalls seit ihrer Kindheit an Asthma litt, war unsere Nährstofftherapie wesentlich erfolgreicher. Ann, die Cortison "nur" inhalierte, durfte unter ärztlicher Aufsicht innerhalb weniger Wochen alle Asthmamedikamente, inklusive des Cortisonsprays absetzen. Ihre Energie steigerte sich. Als weiterer Bonus traten Scheidenpilzerkrankungen, von denen sie früher regelmäßig geplagt wurde, nicht mehr auf.

Heute ist Ann selbst Mutter. Bis jetzt war sie auch in der Lage, das Ausbrechen des Asthmas, das ihr Kind wahrscheinlich als Erbanlage mitbekommen hat, zu unterbinden. Ihr Töchterchen wird kuhmilchfrei ernährt und ist ein gesundes, munteres und asthmafreies Kind.

Essen Sie sich frei von Gelenkschmerzen!

Mit Arthritis ist nicht zu spaßen. Wenn Sie erstmals ein Diättagebuch führen, werden Sie zweierlei feststellen:

- Ihr Speiseplan zeigt wenig Abwechslung
- akute Schmerzen treten nach dem Genuss spezifischer Lebensmitteln verstärkt auf.

Achten Sie auf Nachtschattengewächse. Tomaten, Kartoffeln und Paprika gelten als Arthritis Auslöser. Auch eine zu fleischreiche Kost wird häufig mit Arthritis in Verbindung gebracht, möglicherweise, weil diese Kost stark übersäuernd wirkt.

Nahrungsmittel verursachen nicht nur Gelenkentzündungen (Arthritis), sondern sie können auch die Ursache von Schleimbeutelentzündungen (Bursitis) sein.

Donna litt stark unter diesem schmerzhaften Problem, sie konnte kaum noch ihren Sekretärinnen Beruf ausüben. Wir rieten Donna, erst einmal für vier Wochen alle ihre Lieblingsgerichte wegzulassen und sich an die Wechseldiät zu halten. Sie trennte sich schweren Herzens von spanischen Gerichten, Schwarztee, Tomaten, Kartoffeln, Schweinefleisch, Joghurt, Käse und saurer Sahne. Dafür bemerkte sie schnell, wie einseitig ihr Speiseplan gewesen war. Eine Mineralstoffuntersuchung ergab Kalziumverwertungsstörungen und einen deutlichen Magnesiummangel. Beides trifft man häufig bei Milchunverträglichkeit und Eiweißstoffwechselstörungen an. Da Vitamin D, Magnesium wie auch Vitamin E die Kalziumverwertung unterstützen, wurden diese Nährstoffe bevorzugt in Donnas Diät eingebaut. Nach vier Wochen milchfreier Diät wurde zusätzlich Kalzium mit einem magen- und darmunterstützenden Enzympräparat supplementiert. Dies unterstützt die Kalziumverwertung. Auch B-Vitamine, die für viele Enzymfunktionen gebraucht werden, wurden verabreicht

Schon nach 3 Wochen war Donna in der Lage, Schreibmaschinen und Computerarbeiten schmerzfrei zu erledigen. Eine Woche später wurde die Wirkung der verbotenen Nahrungsmittel ausgetestet: Donna durfte ihre Lieblingsgerichte mit viel Käse, Tomaten und saurer Sahne essen. Am Morgen danach setzten ihre Schmerzen wieder ein. Danach brauchte sie von der Notwendigkeit der Diät nicht weiter überzeugt werden.

Der Fettstoffwechsel bei Multipler Sklerose

Typisch für diese Krankheit sind Verhärtungen des Rückenmarks und des Gehirns, Muskelschwäche, Koordinationsstörungen, deutliche Verkrampfungen, die auch die typisch ruckartigen Bewegungen des MS Patienten verursachen. Blasenfunktionsstörungen erschweren das Krankheitsbild weiter.

Mit der Schreckensdiagnose MS sind Bilder deutlicher körperlicher Behinderung und ein mögliches Rollstuhldasein verbunden, so jedenfalls wird der Betroffene nach Diagnosestellung informiert. In zirka 20% der Fälle wird diese Diagnose meist zufällig gestellt und wenngleich die Krankheit synonym mit Arbeitsunfähigkeit, langwierigen Cortisonbehandlungen und kostspieligen Interferonbehandlungen scheint, treten bei 30% der Patienten auch nach längerem Verlauf keine wesentlichen Behinderungen auf. Die mittlere Krankheitsdauer wird heute mit mehr als 25 Jahren angegeben. Spontanremissionen der Symptomatik sind eher häufig und werden je nach Dauer der Erkrankung mit 16 bis 86% beziffert. Eine eher optimistische Prognose.

Die Multiple Sklerose, auch Encephalomyelitis disseminate genannt, gilt als eine primär entzündliche Erkrankung des Zentralnervensystems (ZNS) mit herdförmiger Entmarkung. Die Erkrankung wird vornehmlich bei Frauen im Alter von 20 und 40 Jahren diagnostiziert, seltener nach dem 50. Lebensjahr. Die Ätiologie ist unklar, wenngleich in Europe nördlich des 46. Breitengrades und in den USA nördlich des 38. Breitengrades die Erkrankung mit 30 bis 60 pro 100 000 häufiger auftritt als in südlichen Ländern. Diese geographische Verteilung wird teilweise mit Ernährungsfaktoren in Verbindung gebracht.

Fette üben einen wesentlichen Einfluss auf das System aus. Bei MS Patienten sollte die Fettaufnahme 25 bis 30 Prozent der gesamten Energiezufuhr nicht überschreiten. Bei

2000 kcal wären das 55 bis maximal 70 Gramm Fett am Tag. Gut wäre es, wenn tierische Fette nur einen geringen Anteil haben, denn es hat sich gezeigt, dass in "Butter-Regionen", in denen viel Fleisch, Käse, Sahne, Butter oder Wurst verzehrt werden, generell mehr neue MS Erkrankungen auftreten als in "Öl-Regionen", die bevorzugt Seefisch, Gemüse, Pflanzenöl, Nudeln und Reis essen. Eine Erklärung dafür liefert die in tierischen Lebensmitteln vorkommende Arachidonsäure. Sie hat eine Schlüsselfunktion im Entzündungsgeschehen, weil sie Ausgangssubstanz für entzündungsfördernde Botenstoffe ist. Im Körper wird sie aus Linolsäure gebildet oder mit der Nahrung aufgenommen. Besonders reich an Arachidonsäure sind Eigelb, Fleisch, Innereien, Fisch, Butter und Haut auch die knusprige Hähnchenhaut. Milch und Milchprodukte sind relativ arm an Arachidonsäure. Pflanzliche Lebensmittel enthalten generell keine Arachidonsäure. Einen entzündungshemmenden Effekt haben die in Fischöl enthaltenen Omega-3-Fettsäuren.

Lezithin liefert wichtige Fettsäuren. Autopsiestudien von MS Patienten zeigten einen deutlich reduzierten Lezithingehalt des Gehirns und der Nervenhülle. Der medizinische Forscher Dr. Baker veröffentlichte bereits 1968 im medizinischen Journal Lancet eine Studie über die chemische Struktur des Lezithins. Er stellte fest, dass bei MS Patienten das Lezithin eine abnormale biochemische Struktur hat: es wies mehr gesättigte als ungesättigte Fettsäuren auf.

Unumstritten bestätigen internationale Forschungsarbeiten, dass eine fettarme Ernährungsweise den MS Patienten sehr zuträglich ist. So zeigte die experimentelle Untersuchung von Swank et al, die 144 Patienten über 34 Jahre lang beobachtete, dass sich bei jedem der Patienten der Schweregrad der Erkrankung bei einer fettarmen Ernährungsweise signifikant verringerte. Bei der Ergebnisauswertung berichteten die Forscher jedoch, dass alle der Patienten ihre Zufuhr an gesättigten Fetten (Butter, andere Fette tierischer Herkunft, Margarine etc.) deutlich reduziert und nur Fette genutzt hatten, die bei Raumtemperatur flüssig sind. Öle somit. Das Ergebnis, so glauben die Autoren, beruht darauf, dass nicht nur der Gesamtfettkonsum reduziert wurde, sondern dass gesättigte Fette durch ungesättigte Öle ersetzt wurden.[3]

Diese Beobachtung bestätigen die frühen Arbeiten von Knox. Die Daten seiner statistischen Korrelation zwischen dem Hauptnahrungsmittel und Nährstoffkonsum und den wesentlichen Todesursachen in 20 verschiedenen Ländern sprechen für einen kausalen Zusammenhang zwischen der Gesamtfettzufuhr und der Multiplen SkleroseEntwicklung.[4] Die Arbeiten von Agranoff und Goldberg bestätigen dies ebenfalls. Diese Forscher beobachteten, dass Flaschenkinder, die mit Kuhmilch ernährt wurden, im späteren Leben wesentlich häufiger MS entwickeln als Menschen, die gestillt wurden.5 Bei einer Befragung von 26000 US Patienten korrelierte die Inzidienz von MS am Deutlichsten mit dem Kuhmilchkonsum. Eine ähnliche Korrelation wurde in 21 anderen Ländern gefunden. Schon 1963 berichtete Baker , dass Hirngewebe von MS Patienten einen höheren Gehalt an gesättigten Fetten zeigten als die der Kontrollpersonen.6 Fitzgerald und Kollegen demonstrierten anhand einer kontrollierten experimentellen Untersuchung von 83 Patienten, dass ein erhöhter Quotient der mehrfach ungesättigten zu den gesättigten Fettsäuren eine merkliche Verbesserung des neurologischen Status und eine Verminderung der Exazerbationsrate mit sich brachte.

Die einfach ungesättigte Ölsäure gilt als Gegenstand der peroxidativen Schädigung. 8 Diese Ölsäure, auch Oleinsäure genannt, findet sich vor allem in tierischen Fetten, kommt jedoch in geringeren Mengen auch in pflanzlichen Ölen wie dem Erdnussöl vor. Weiterhin existieren ungesättigte Fettsäuren als geometrische Isomeren, man kennt die -cis und -trans Form. Diese Formen entscheiden über Schmelzpunkt und andere Eigenschaften der Fettsäuren. Bei der Hydrogenisierung der Fette wird eine Umwandlung der -cis in die -trans Form erzielt, wobei als Katalysator Nickel verwandt wird. Bei diesem Prozess der Hydrogenisierung wird auch der Linoleinsäuregehalt der Fette reduziert.[10] Die Elaidinsäure ist die transisomere Form der Ölsäure, ein Fett das somit für MS Patienten wenig geeignet ist.

Allgemein erhöht der Fettkonsum den Nährstoffbedarf, vor allem an Vitamin E und Selen. Die Häufigkeit der MS wurde auch mit der Selenkonzentration im Boden in Verbindung gebracht. Beispielsweise ist das MS Vorkommen gering in Lappland, einer Gegend mit hohen Selenbodenwerten. In den selenarmen Bezirken Finnlands dagegen tritt MS vergleichsweise häufig auf.[9] Wichtig ist auch die ausreichende Zufuhr an Zink, Kupfer, Magnesium und Mangan, wobei insbesondere vor einer Kupfersubstitution der Mineralstatus im Gewebe (Haaranalyse) und Blut (Vollblut oder Serum) überwacht werden sollte.

Die Gewebekonzentration von Selen und anderen Mineralstoffen, Spurenelementen wie auch Schwermetallen kann anhand einer Haarmineralanalyse nachgewiesen werden und erlaubt eine entsprechend individuelle Therapie. Fettstoffwechselgeschwächte und schwermetallbelastete Patienten haben häufig einen erhöhten Selenbedarf. Blutuntersuchungen sind eine Momentaufnahme der Nährstoffverteilung, das heißt im Blut sehen wir die im Moment zirkulierenden Nährstoffe, die von und zu den entsprechenden Speichern transportiert werden. Ist die tägliche Selenzufuhr unzureichend, wird das von der Blutuntersuchung reflektiert.

Eine zusätzliche Vitamin E Substitution unterstützt die Selenverwertung um ein Vielfaches und reduziert auch die freie Radikalentwicklung. Wird beispielsweise bei hohem Fettkonsum der Antioxidantienkonsum nicht ausreichend angepasst, kommt es zu erhöhter freier Radikalentwicklung, die entzündungsfördernd und zellzerstörend wirkt. MS Patienten zeigen, im Vergleich zu Kontrollpersonen, eine niedrige selenabhängige Glutathione Perioxidase Aktivität. Laganiere und Fernandes weisen darauf hin, dass bei einem hohen Fischölkonsum die Zufuhr von Vitamin E wichtig ist um eine erhöhte Membran Peroxidation und Schädigung der Zellen zu verhindern.[12]

Würde bei einem energieschwachen, anämischen MS Patienten zu viel Eisen supplementiert (was häufig getan wird), kommt es zu einer stark erhöhten Entwicklung der freien Radikale, die myelinzerstörend wirken kann.

Wie erfolgreich eine fettarme Diät mit zusätzlicher Nährstoffgabe ist, wurde im Fall Linda deutlich. Lindas Multiple Sklerose wurde von einer Universitätsklinik bestätigt. Außer den üblichen medizinischen Hinweisen auf die Problematik der Krankheit erhielt sie keine diätischen Hilfestellungen. Es dauerte auch nicht lange, bis Linda ihren Beruf als Kellnerin aufgeben musste. Sie war den Anforderungen nicht gewachsen, vor allem deshalb, weil sie zeitweise keine Kontrolle über ihre Blasenfunktion hatte. Eine schwierige und peinliche Situation für die noch nicht einmal 30jährige junge Frau.

Linda sprach erstaunlich schnell auf das Programm an. Sie erhielt hohe Mengen an Lezithin, Vitamin E, Stress B Vitamine und Magnesium. Eine Mineralstoffüberwachung wies auf einen deutlichen Zinkmangel. Die daraufhin eingesetzte Zufuhr von Zink in Verbindung mit dem Vitamin B_6 der Pyridoxal5 Form normalisierte schnell ihre Blasenfunktion.

Zusammenfassend:

Der Fettkonsum der MS Patienten ist häufig zu hoch und auch verkehrt, d.h. es werden zu wenige der guten Fette und zu viel der schlechten Fette konsumiert. Die damit verbundene erhöhte Nährstoffanforderung wird selten therapeutisch berücksichtigt.

Zu den wichtigen Ernährungsfaktoren, die die Fettsäurensynthese positiv beeinflussen gehören Vitamine mit bekannt antioxidativer Aktivität wie Vitamin C und E, sowie das Spurenelement Selen.

Die Stoffwechselsynthese von Kupfer, Zink und Mangan ist häufig gestört. Eine entsprechend optimale Ernährungsweise und Nährstoffversorgung kann die Lebensqualität dieser Patienten entscheidend beeinflussen. Ohne unerwünschte Nebenwirkungen.

MS Patienten weisen häufig hohe Schwermetallbelastung auf, die entzündliche Bereiche und Gewebeschädigung einschliesslich der Zerstörung des Myelins verursachen können. Die Durchführung entsprechender Labortests helfen nicht nur bei der Erstellung des Therapiekonzepts, sie helfen dem Patienten seine Situation besser zu verstehen, was die ‚Compliance' wesentlich fördert. Ein aufgeklärter Patient ist kooperativer.

Quecksilberbelastung als Auslöser der zerstörerischen freien Radikalentwicklung

Toxische Belastungen entstehen selten von heute auf morgen. Meist sind sie die Folge einer langzeitlichen Aussetzung, d.h. die tägliche Aufnahme geringer Mengen erfolgt unauffällig und über einen längeren Zeitraum. Die Symptome sind vielfach unklarer Natur, werden somit nicht eingeordnet und zu lange ignoriert.

Schwermetalle wie Blei und Quecksilber belasten das Zentralnervensystem (ZNS) und erhöhen die freie und zellzerstörende Radikalentwicklung. Die Toxizität des Zahnamalgams ist bekanntlich Gegenstand heftiger Debatten in vielen Ländern. Schon vor 50 Jahren wies der deutsche Chemiker A. Stock nach, dass Zahnamalgam Quecksilber freisetzt, das eingeatmet wird und so in den Kreislauf und das Gehirn gelangen kann. Weit gefährlicher sind Quecksilberdämpfe, die sich auf den Schleimhäuten des Naseninnenraums niederschlagen und von dort direkt ins Gehirn und die Hypophyse transportiert werden. Transportwege sind die olfaktorischen Nerven oder das klappenlose Venensystem des Schädels, wodurch eine offene Verbindung zwischen dem oronasalan Raum und dem Schädelinneren gegeben ist, die den allgemeinen arteriellen Blutkreislauf und die Leber mit ihren Entgiftungsprozessen umgeht. Der direkte Weg von der Nase ins Gehirn steht neben Metallen wie Quecksilber auch Aluminium offen. Außerdem gelangen auf diesem neuronalen Transportweg auch Mikroorganismen und das Herpesvirus in den Hirnstamm. Dass

Toxine wie Quecksilber für die primär entzündliche Erkrankung des ZNS mit herdförmiger Entmarkung mitverantwortlich sind, ist wahrscheinlich. Einige Forschungsarbeiten sind hier angeführt.

Motivierende Forschungsarbeiten und Informationen

„Wenn Silber-Amalgamfüllungen der gingivalen Funktion und Oxidation ausgesetzt sind, kann anorganisches Quecksilber in den Füllungen (besonders Füllungen der Klasse V und der Wurzelkanäle) in eine anorganische Form umgewandelt werden, die als Neurotoxin wirken.“ Ingalis TH. Epidemiology, etiology and prevention of multiple sclerosis. Am J Forensic Med & Path 4:5561, 1983

MS ist häufig in Gegenden mit hoher Kohlenmonoxydbelastung. Bei 21000 Fällen von Kohlenmonoxydvergiftungen entwickelten sich demyelisierende Prozesse. Mitchell DA, Schandl AK. Am J Clin Nutr August 1973

Diagnostischer Nachweis akuter vs. langzeitiger Metallintoxikationen

Der Nachweis einer Schwermetallbelastung ist nicht einfach. Liegt eine Exposition vor, gilt die Blutkonzentration als ein Maß des Schweregrades der Belastung. Das Blut als Transportsystem reflektiert Expositionen, die innerhalb der letzten 1024 Stunden erfolgen. Leichte und stete Belastungen bleiben unauffällig. Erythrozytenuntersuchungen gelten als aufschlussreicher, jedoch ist es schwierig konsistentes Untersuchungsmaterial zu erhalten, das zuverlässige Resultate erzielen lässt. Vielfach werden Zellen nicht ausreichend oder falsch ‚gepackt‘, was die Laboranalytik nachhaltig und negativ beeinflusst. Vollblut ist ein Material, das wenig beeinflussbar ist. Doch in jedem Fall ist Blut ein Untersuchungsgut, dass sich mehr eignet zur Ermittlung akuter Belastungen als zum Nachweis chronischer Aussetzungen, die über einen längeren Zeitraum erfolgen.

Indikationen einer Quecksilberbelastung oder -vergiftung sind Stomatitis, Metallgeschmack im Mund, erhöhte Salivation, nervöse Unrast, Schlaflosigkeit, Tremor oder Hautverfärbungen. Zur Verdachtbestätigung eignen sich metallfreie EDTA Röhrchen, die für die Vollblutentnehme genutzt werden sollen. Unauffällige Blutwerte schließen eine chronische Belastung nicht aus.

Haarmineralstoffanalysen werden zur Erkennung chronischer Belastungen eingesetzt. Liegen Schwermetallwerte vor, die den Grenzwert übersteigen, erfolgte die Exposition meist über Jahre hinweg. Hohe Haar-Gewebe-Quecksilberwerte reflektieren ernstzunehmende Gewebebelastungen. Chronische Belastungssymptome sind in den meisten Fällen bereits deutlich.

Quecksilberwerte innerhalb der Norm schließen dann eine Exposition nicht aus, wenn das Metall wie Quecksilber bereits fest in Organsystemen wie dem Zentralnervensystem abgelagert wurde und nicht mehr im Blutstrom zirkuliert.

In solchen Fällen kann Behandlung mit einer entsprechenden Chelatsubstanz wie DMSA oder DMPS durchgeführt werden. Ergebnisse zeigen, dass bei ZNS Erkrankungen wie Multipler Sklerose oder Morbus Alzheimer die

Schwermetallausscheidung erheblich sein kann, selbst wenn Blut und Gewebeuntersuchungen unauffällig sind. Solch ein Belastungstest (Provokation) ist dann angebracht, wenn der Verdacht einer Schwermetallexposition vorliegt.

Mehr Information zum Nachweis von Toxinbelastungen www.microtrace.de

Chelattherapie bei Multipler Sklerose

DMSA wurde auf Grund seiner schwermetallbindenden Fähigkeit in den 80er Jahren von der amerikanischen FDA (Food and Drug Administration) zur Bleientlastung von Kindern eingesetzt. DMSA Provokationen sind oral einfach durchzuführen, lösen kaum Nebenwirkungen aus und haben einen sehr geringen Einfluss auf die lebensnotwendigen Elemente des Mineralstoffwechsels.

Provokationen bei Multipler Sklerose wurden bislang kaum durchgeführt, denn der unberechenbare Verlauf dieser Krankheit lässt Ärzte und Patienten vor derartigen ‚Risikotherapien' zurückscheuen. Unsere Nachforschungen ergaben ein risikoarmes Bild.

Studienverlauf:

Es wurden 12 MS Patienten mit unterschiedlichem Krankheitsverlauf und Krankheitsschwere zum gleichen Zeitpunkt und unter den ähnlichen Voraussetzungen untersucht. Dabei handelte es sich um weibliche wie männliche Testpersonen mit meist jahrzehntelangem Krankheitsverlauf. Keiner der Patienten hatte während der letzten 6 Monate einen Schub. Vor Beginn der DMSA Ausleitung wurde bei allen Testpersonen der Morgenurin (Mittelstrahl) als Kontrolltest entnommen. Von diesem Untersuchungsmaterial wurde die Kreatininausscheidung zur Untersuchung der Nierenfunktion gemessen sowie die Mineralstoff und Schwermetallausscheidung unter normalen Bedingungen.

Provokationsverlauf:

Obwohl die FDA eine Dosis von 30mg/kg erlaubt, was bei einem Körpergewicht von 50kg einer Dosis von 1500mg DMSA entspricht, erhielt jede Testperson nur 500mg DMSA oral auf nüchternen Magen, unabhängig vom Körpergewicht.

Die DMSA Einnahme erfolgte morgens auf nüchternen Magen mit einem Glas normalem Trinkwasser. Die Testpersonen wurden angewiesen über 2 Stunden nichts zu essen und nur Wasser zu trinken. Nach der DMSA Einnahme wurde der Harn über 6 Stunden gesammelt.

Nach Ablauf der 2 Stunden wurden die Patienten angewiesen schwefelhaltige Nahrung wie Eier zu essen, denn Schwefel hat die Fähigkeit freigesetzte Schwermetall zusätzlich zu binden und kann somit die Ausscheidung weiter fördern. Als Getränke wurde Saft angeboten.

Untersuchung:

Jede Urinprobe (vor und nach Provokation) wurde routinemäßig auf 22 Elemente und Kreatinin untersucht. Alle spektralanalytischen Untersuchungswerte wurden via ICPA-ES erzielt. Testwerte wurden in mg/g oder mcg/g Kreatinin berechnet.

Testwerte:

Alle Ergebnisse wurden statistisch ausgewertet, wobei die Provokationsergebnisse eine signifikant erhöhte Ausschüttung der Elemente Blei, Quecksilber und Aluminium ergab. Die Gegenüberstellung der Werte vor und während der DMSA Provokation zeigte bei 10 von 12 Testpersonen erhöhte Quecksilberwerte. Bei dem kränksten der Patienten konnte kein Anstieg der Quecksilberwerte mit der DMSA Provokation erzielt werden, wenngleich dieser Mann früher viel Kontakt mit Quecksilber hatte und auch in seiner Patientenakte festgehalten war, dass der erste MS Schub nach einer Quecksilberexposition auftrat. Es drängt sich die Hypothese auf, dass bei diesem Patienten weitere Provokationen mit Chelatsubstanzen wie DMPS i.v. nötig gewesen wären, um an die schwer erreichbaren Depots zu gelangen.

Bei 10 der Testpersonen wurde der Grenzwert leicht überstiegen. Siehe Bild 1.

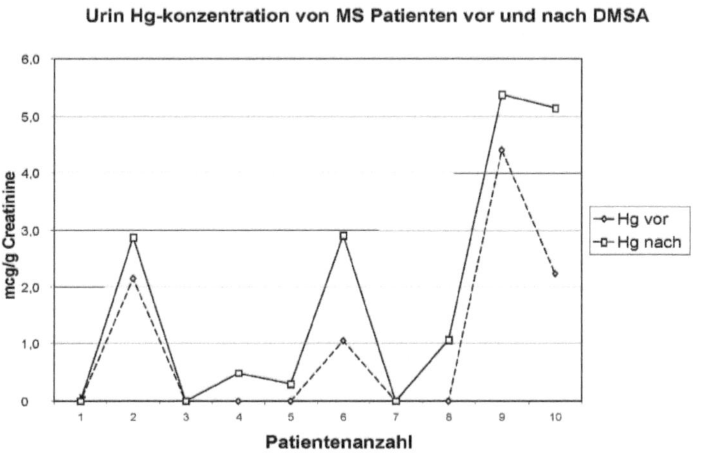

Bei einer weiteren Patientin überstieg die Hg-Ausscheidung den erlaubten Grenzwert um das Dreißigtausendfache. Dieser Wert konnte in Bild 1 nicht wiedergegeben werden, ist jedoch deutlich ersichtlich in Bild 2. Diese Patientin entschied sich für die Fortsetzung der DMSA Entgiftungstherapie und lebte fortan beschwerdefrei.

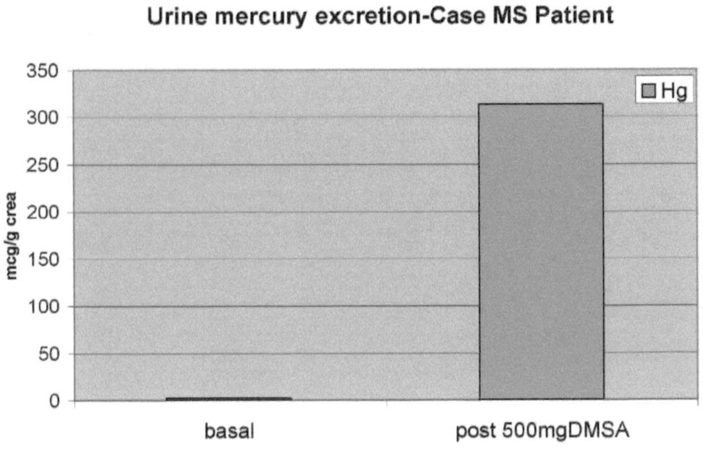

Außer einem typisch ‚leeren' Gefühl im Kopf zeigte keine der Testpersonen irgendwelche Nebenwirkungen. Alle Testpersonen mit erhöhter Quecksilberausschüttung hatten mehrere Amalgamfüllungen im Mund.

Zusammenfassung:

Diese ersten Ergebnisse zeigen, dass bei Multipler Sklerose der Verdacht auf Schwermetall und insbesondere Quecksilberbelastungen berechtigt ist. Weitere klinische Forschungsarbeiten sind erwünscht und notwendig.

Hilfe, Migräne!

Zirka zehn Prozent der Bevölkerung leiden unter Migräne, und sogar 20 Prozent der Neunzigjährigen sind Migränepatienten. Der von Migräne Geplagte ist somit häufig mit Langlebigkeit gesegnet.

Selbst junge Menschen bleiben nicht verschont. In vielen Fällen treten die ersten Migräneanfälle schon während der Pubertät auf und verschwinden erst während oder nach den Wechseljahren. Eine leichte Blutdruckerhöhung, die häufig während dieser Jahre zu vorhanden ist, verringert die Migräneanfälligkeit.

Doppelt so viele Frauen als Männer werden von Migräne geplagt. Diese Anfälligkeit scheint erblich, wobei der von Migräne Betroffene allgemein als ehrgeiziger Perfektionist gilt.

Lauter Brunten, ein bekannter Psychologe des 19. Jahrhunderts, sprach den Verdacht aus, dass Stressreaktionen für diese Art von Kopfschmerzen verantwortlich sind. Dr. Carol Schneider vom Wardenberg Center der Universität Colorado in Boulder beschreibt, wie es zu dem gefürchteten Kopfschmerz kommt:

"Vor dem Anfall" sagte Frau Dr. Schneider bei unserem Interview, "erfolgt eine deutliche Blutgefäßverengung. Unterbindet man diese rechtzeitig, was durchaus möglich ist, verhindert man den Migräneanfall."

Frau Dr. Schneider ist selbst Migränepatientin. Durch einfache Entspannungstherapie und Biofeedback mindert und verhütet sie ihre eigene Anfälligkeit, wie auch die ihrer Patienten.

"Vor einem Migräneanfall" sagte Frau Dr. Schneider, "bekommt der Patient deutliche Warnsignale. Wenn er diese beachtet, kann er eingreifen und das Schlimmste verhüten." Ein erstes Warnsignal ist die deutliche Abkühlung der Hände und Füße. Diese erfolgt sehr schnell und wird durch die Blutgefäßverengung und die dadurch verringerte Blutzirkulation verursacht.

"Wenn der Patient nun durch gezielte Maßnahmen diese Reaktion unterbindet, verhütet er, dass sich die Blutgefäße der Kopfregion zu sehr verengen. Die Zirkulation wird nicht drastisch eingeschränkt und die Migräne findet nicht, oder nur in geringem Ausmaße, statt."

Ein heißes Fuß oder Vollbad kann Abhilfe schaffen, sofern es rechtzeitig genug genommen wird. Auch Entspannung wärmt den Körper. Jede Mutter weiß, dass Babys sich kurz vor dem Einschlafen besonders warm anfühlen. Selbst Erwachsene spüren dies an sich selbst. Je entspannter der Körper ist, umso wärmer fühlt er sich an.

Stress bewirkt das Gegenteil. Nervosität und Hektik führen zu einer Abkühlung der Hände und Füße. Dieses Phänomen ist messbar und der Grundstock der Biofeedback Therapie. Während des Biofeedback Trainings wird häufig die Temperatur des Mittelfingers gemessen. Im angespannten Zustand beträgt diese teilweise nur 20 Grad Celsius, etwas mehr als die Hälfte der normalen Körpertemperatur! Sobald der Patient sich entspannt, steigt die Temperatur in den Extremitäten an. Je tiefer die Entspannung, umso rascher wird die Normaltemperatur von etwa 37 Grad Celsius erreicht.

Wie schnell ein Mensch sich entspannen kann, ist somit messbar. Jogis können ihre Körpertemperatur sehr schnell anheben, oft innerhalb von ein bis zwei Minuten.

Für Anfänger hat Frau Dr. Schneider eine einfache Methode der Entspannung: "Ich stelle mir vor, ich läge in der prallen Sonne am Strand. Ich sauge die Wärme an und erwärme mich so auch tatsächlich. Auf diese Weise wird die Blutgefäßverengung und der daraus resultierende Migräneanfall verhütet."

Klinische Forschungen der Menninger Foundation, einem amerikanischen Forschungszentrum für Medizin, demonstrieren, dass Biofeedback und andere Entspannungstherapien bei 75% der untersuchten Patienten zum gewünschten Erfolg verhalfen.

Nun gibt es eine weitere Gruppe von Migränepatienten, die durch Entspannen zwar die Heftigkeit des Migräneanfalls mindern können, bei denen aber Migräneanfälle durch biochemische Störungen verursacht werden. Stress ist hier ein sekundäres Problem.

Beispielsweise zeigen Haar Mineralienuntersuchungen von Migränepatienten häufig Kupferbelastungen, die durch Blutuntersuchungen selten erkannt werden. Mit zunehmender Kupferbelastung oder durch erhöhte Zufuhr kupferhaltiger Nahrung verstärkt sich die Anfälligkeit. Auch kupferreiches Wasser kann ein Faktor in der Migräneentwicklung sein. Kupferbelastete Patienten sind leicht stressanfällig, neigen zu Depressionen, Irritierbarkeit oder Nervosität. Sie gelten als leicht reizbar und sind heute himmelhochjauchzend und morgen wieder zu Tode betrübt. Meist wundern sie sich über ihre Gefühlsschwankungen, die keine greifbare Ursache zu haben scheinen. Solch ein Patient braucht keinen Anlass zur Erregung oder zum Weinen, es passiert einfach.

Kupfer ist ein lebensnotwendiges Spurenelement, das bei diesen Patienten in zu hohem Maße in der Leber gespeichert wird. Dies kann anhand der Haar Mineralien Analyse gut festgestellt werden. Vergleiche von Leberbiopsie und Haaruntersuchungen demonstrieren, dass Haare die Kupferwerte der Leber sehr genau reflektieren. Störungen des Energiehaushaltes, des Nervensystems, sowie Stoffwechselprobleme wurden mit hohen Kupferbelastungen in Verbindung gebracht. Frauen, die die Antibabypille einnehmen, hormonelle Schwächen aufweisen oder schwanger waren, zeigen häufig Kupferbelastungen. Somit kann die Schwangerschaft indirekt ein Migräneauslöser sein. Auch tritt die Migräneanfälligkeit häufig während der Pubertät auf und verliert sich teilweise während der Wechseljahre. Während dieser hormonellen Umstellungen kann der Kupferstoffwechsel besonders leicht entgleisen. Die sogenannten Leberflecke können ebenfalls durch Kupferbelastungen verursacht sein.

Nüsse, Schokolade, Fleisch insbesondere Schweinefleisch, Erdnüsse und Rotwein gelten seit langem als Migräneauslöser. Dass diese Nahrungsmittel auch stark kupferhaltig sind, bleibt meist unbeachtet.

Der Migränepatient tut somit gut daran seinen Mineralstoffhaushalt kontrollieren zu lassen. Wichtig ist die Überwachung der Kupferspeicherung und hier ist die Haarmineralien Analyse besonders aufschlussreich. Etwa 200mg Haare werden für die Analytik benötigt. Das entspricht in etwa einem gefüllten Teelöffel. Damit zuverlässige Resultate erzielt werden, müssen Haare ungefärbt und nicht dauergewellt oder gebleicht sein. Schamhaare oder Nägel eignen sich auch zur spektralanalytischen Untersuchung.

Bei niedrigen Blut-Kupferwerten können Haar-Kupferwerte erhöht sein. Das bedeutet nicht, dass einer dieser beiden Tests falsche Ergebnisse erzielt. Vielmehr erzielt der Vergleich der Blut und Gewebewerte genauen Aufschluss über die Kupfermobilisierung. Hohe Haar-Kupferwerte, die von niedrigen Blut-Kupferwerten begleitet sind, reflektieren ein Stoffwechselproblem. Vielfach ist die Leber nicht imstande Kupfer ausreichend freizusetzen. Sind Kupferwerte von Blut und Haaren erhöht, ist die Kupferzufuhr der Nahrung zu hoch. Kupferreiches Wasser kann auch zu dem Problem beitragen. Bei niedrigen Blut und Haarwerten wiederum ist die Kupferversorgung nicht ausreichend.

In jedem Fall kann eine gezielte Ernährungsumstellung und Nährstofftherapie wesentlich zur Normalisierung des Mineralstoffhaushalts beitragen.

Frau G. litt seit ihren Jugendjahren unter starker Migräne. Die teilweise tagelang andauernden Anfälle wurden mit starken Schmerztabletten bekämpft. Der Besuch bei einem Arzt für Naturheilkunde führte zu einer Haar und Vollblutuntersuchung. Eine hohe

Kupferbelastung wurde festgestellt. Diese Belastung wurde tatsächlich auf stark kupferhaltiges Wasser zurückgeführt und konnte durch entsprechendes Meiden des Trinkwassers und gleichzeitige Nährstofftherapie auch schnell beseitigt werden. Die Migräneanfalle der jungen Frau ließ bald nach.

Der amerikanische Psychiater und Biochemiker Dr. Carl C Pfeiffer dokumentierte bereits vor Jahrzehnten, dass kupferhaltiges Wasser häufig Kupferbelastungen bei Migränepatienten und psychisch Gestörten hervorruft. Pfeiffers Heilerfolge und Forschungen gelten noch immer als wegweisend und sollten viel mehr beachtet werden.

Käse gilt schon seit langem als Migräneauslöser. Die erste wissenschaftliche Arbeit hierzu wurde bereits im Jahr 1780 von dem britischen Arzt John Fothergill veröffentlicht. Eine Erklärung für dieses Phänomen lieferte die Wissenschaft erst zu Ende des letzten Jahrhunderts: Frau Dr. Edda Maningtin wies 1971 nach, dass das in Käse enthaltene Tyramin Migräneanfälle auslöst. Auch Phenyläthylamin kann Kopfschmerzen bei empfindlichen Patienten verursachen. Die beiden Eiweißbausteine, Tyramin und Phenyläthylamin, werden von migräneanfälligen Patienten häufig nicht vertragen, sind aber reichlich in Schokolade, Hühnerleber, Alkohol, insbesondere Rotwein, saurem Hering und gepökeltem Fleisch enthalten. Ein weiterer Migräneauslöser ist Glutamat. Dieser Geschmacksverstärker sollte von kopfschmerzanfälligen Patienten streng gemieden werden.

Rauchen kann Migräne auslösen, denn es wirkt stark blutgefäßverengend. Prof. Dr. Po-Cheng der Universität Utah berichtete: Beim Genuss von nur einer Zigarette verengen sich Gefäße bis auf ein Viertel des Normaldurchmessers, und die Gefäßelastizität halbiert sich. Diese Gefäßverengung wird auch bei Mitrauchern beobachtet

Normalisieren Sie Ihren Blutdruck!

Weltweit leidet jeder Dritte an zu hohem Blutdruck. In manchen afrikanischen Ländern liegt der Anteil sogar bei bis zu 50 Prozent. Das geht aus einer in Genf vorgestellten Statistik der Weltgesundheitsorganisation hervor. Bluthochdruck gilt als eine der Hauptursachen für Herzinfarkte und Schlaganfälle.

Rauchen ist ein wichtiger Faktor bei der Entstehung des Bluthochdrucks! Die Nikotinbelastung ist beim Rauchen nicht das Schlimmste. Vielmehr wird der Raucher, auch der passive Nichtraucher, dadurch mit Schwermetallen belastet. Giftstoffe wie Arsen, Blei, Nickel, das hochgiftige Beryllium und auch Kadmium gelangen über den Zigarettenrauch in den Körper, wobei sich besonders Kadmium mit Vorliebe in den Nieren ablagert. Kadmiumbelastungen beeinträchtigen nicht nur die Nierenfunktion, sondern können auch hohen Blutdruck verursachen.

Dem bekannten amerikanischen Ernährungswissenschaftler Dr. Richard Passwater gelang der Nachweis, dass ein erhöhter Kadmium/Zink Quotient zu hohem Blutdruck führt. Er konnte dieses Phänomen bei verschiedenen Völkern der Welt feststellen. Wenn somit ein Patient hohe Kadmiumwerte und niedrige Zinkwerte zeigt, ist er besonders blutdruckgefährdet. Selbst die amerikanische Umweltforschung hält die

Haarmineralien Analyse als einen idealen Test zur Mineralstoff und Schwermetallüberwachung.

Ein weiterer wichtiger Faktor ist eine zu reichhaltige Ernährung, auch der Kochsalzkonsum spielt eine große Rolle. Übergewichtige sind bevorzugte Hochdruckkandidaten. Doch statt sich einer Reduktionsdiät zu unterziehen, wird viel lieber zu blutdrucksenkenden Medikamenten gegriffen. Dass diese die Nieren angreifen, wird meist nicht bedacht.

Rauchen und Überernährung sind schon lange als Risikofaktoren, bekannt. Aber auch Nahrungsmittelreaktionen können den Blutdruck beeinflussen, wie der Fall von Frau T. aufzeigt. Typisch für diese Patientin waren starke Schwankungen bei den Blutdruckmessungen. Da Erregungszustände blutdruckerhöhend wirken können, ist es nicht selten, dass ängstliche oder leicht erregbare Patienten, sobald sie sich in einer Praxis befinden, hohe Blutdruckwerte zeigen. Selbst wenn sie sich längere Zeit ausruhen dürfen, kann der alleinige Gedanke an den Arzt den Blutdruck hochschnellen lassen. Sind sie dann zuhause und messen ihren eigenen Blutdruck, ist dieser wieder normal.

Bei Frau T. war es jedoch anders. Sie war kein leicht erregbarer Typ. Trotzdem schwankte ihr Blutdruck auch dann stark, wenn sie selbst Messungen durchführte. Die Wechseldiät brachte die Antwort. Nachdem Frau T. sich gezielt im 4Tage Rhythmus ernährt hatte, und auf Anraten ihren Blutdruck regelmäßig nach den Mahlzeiten maß, stellte sie bald fest, dass sich ihr Blutdruck an weizenfreien Tagen normalisierte. Sobald sie Weizen in irgendeiner Form zu sich nahm, schnellte ihr Blutdruck in die Höhe. Je mehr weizenreiche Nahrung sie aß, desto höher stieg der Blutdruck an. Des Rätsels Lösung war gefunden.

Frau T. vermied drei Monate Weizen in jeder Form. Sie nahm zusätzlich Nährstoffe ein, die ihren gestörten Mineralstoffhaushalt normalisierten. Heute darf sie wieder Weizenbrot essen, allerdings in Maßen.

KAPITEL 6
-
Allergien bei Kindern

Wer sich körperlich nicht wohl fühlt, kann auch keine optimale geistige Leistung erbringen. Das gilt auch für Schulkinder. Vielen allergiegeplagten jungen Menschen fehlt es nicht an Intelligenz; es mangelt an körperlicher Energie und Konzentrationsfähigkeit.

Bei vielen allergischen Kindern kommen außer den bekannten Allergiereaktionen noch deutliche zerebrale Reaktionen dazu. Darunter fallen die gefürchtete Hyperaktivität, Aggressionen und Depressionen. Diese jungen Menschen fallen frühzeitig durch emotionelle Unkontrollierbarkeit auf. Sie sind wenig anpassungsfähig und haben deswegen selten Freunde. Obwohl diese Kinder ein starkes Anerkennungsbedürfnis zeigen, werden sie von Erziehern meist scheut, wenn nicht sogar gefürchtet oder vernachlässigt. Dass dies Frust verursacht, ist verständlich.

Viele dieser Kinder wissen instinktiv, dass sie gescheiter sind, als ihnen zugestanden wird, und tatsächlich sind sie oft überdurchschnittlich intelligent. Es fehlt ihnen lediglich an der notwendigen Konzentration oder dem richtigen Maß an gesunder Energie. In kritischen Momenten, beispielsweise während Prüfungen, versagen sie häufig. Ganz einfach, weil der hohe Emotionspegel gepaart mit einer geringen Stress Intoleranz Aussetzer verursacht. Viele dieser Kinder zeichnen sich durch ein schwaches Selbstvertrauen aus. Mit zunehmendem Alter halten sie den Anforderungen immer weniger stand. Sie geben gerne freiwillig und unnötigerweise auf, sie werden unnötigerweise zu Versagern.

Bei Kleinkindern werden Nahrungsmittelreaktionen relativ leicht identifiziert. Früherkennungen sind wichtig, denn je früher die Essgewohnheiten den individuellen Bedürfnissen des Kindes angepasst werden, umso schneller wird der Körper sich erholen. Allergiereaktionen werden frühzeitig abgebaut; das Kind fühlt sich zunehmend besser, reagiert positiv, auch auf seine Umwelt, und wird leistungsfähiger. Wenn dann Erfolgserlebnisse verzeichnet werden, wird solch ein junger Mensch angeregt aktiv und positiv am Leben teilzunehmen.

Beseitigen wir erst einmal Vorurteile: "Speikinder" sind nicht wirklich gesunde Kinder. Der Mensch erbricht sich, wenn ihm etwas nicht bekommt, bei Kleinkindern ist es nicht anders. Wenn Ihr Kind sich regelmäßig nach dem Essen übergibt, stimmt die Ernährung nicht. Das noch so gesunde Fläschchen oder der Brei bekommt ihm nicht. Wäre das Erbrechen normal, würden wir letztendlich alle nach dem Essen wieder einen Teil hochbringen!

Anstatt das Kind zu schelten, wenn es das Essen wieder ausspuckt, sollte der Speiseplan erst einmal überdacht werden. Das Gleiche gilt, wenn sich Ihr Jüngster scheinbar grundlos aggressiv auf andere stürzt oder trotz aller Vorsichtsmaßnahmen schon wieder das Bett Nass macht. Eine Nahrungsmittelunverträglichkeit kann die Ursache sein.

Häufige Allergiesymptome bei Kindern

Stillen erhöht nachweislich die Widerstandsfähigkeit, unterstützt das Knochenwachstum, wie auch die intellektuelle Entwicklung. Stillen schützt vor Asthma und Immunschwächen. Gestillte Kinder zeigen seltener psychische Störungen; Stillen reduziert sogar die Neigung zu Bluthochdruck im späteren Alter. Brustkinder sind wesentlich weniger infektanfällig, leiden seltener als Flaschenkinder an chronischem Durchfall, Koliken, Erkrankungen der Atemwege, Ekzemen, Lungenentzündung, Meningitis und anderen gefürchteten Krankheiten.

Säuglinge entwickeln selten während der Stillperiode Allergien. Wenn dies doch vorkommt, so ist die Ursache bei der Mutter zu suchen.

Bei Skylar war es so. Das 6 Monate alte, pummelige Brustkind litt an heftigen Durchfällen und häufigem Erbrechen. Als der Kinderarzt zum Abstillen riet, suchte die Mutter bei uns Rat. Sie wurde zur Wechseldiät angehalten und es stellte sich bald heraus, dass Skylar immer dann Durchfall bekam, wenn die Mutter Popcorn oder Maisgerichte gegessen hatte.

Junge Eltern klagen oft über die Schlafstörungen ihrer Kinder. Nun braucht sicher nicht jedes Kind acht Stunden Schlaf. Manche sind schon nach sechs Stunden frisch und munter. Ein Kind, das sich geborgen fühlt, weint auch nicht. Die Binsenweisheit, dass ein Neugeborenes schreien muss, damit es kräftige Lungen entwickelt, ist falsch. Schreien oder Weinen ist für das Kleinkind lediglich ein Verständigungsmechanismus. Das Kind lässt uns wissen, dass es sich nicht wohl fühlt. Wenn es nachts schreit oder Schweißausbrüche erleidet, ist die Ursache der Schlafstörungen oft eine Kalziumunterversorgung, die wiederum durch Routine-Blutuntersuchungen nicht festgestellt werden kann. Haarmineralien oder Nageluntersuchungen sind weit aufschlussreicher. Flaschenkinder, die mit kalziumreicher Kuhmilch ernährt werden, dürften keinen Kalziummangel aufweisen. Wenn dies dennoch der Fall ist, liegt der Verdacht der Kuhmilchunverträglichkeit nahe. Würde der Spaltungsprozess gut vollzogen, käme es zu keiner Kalziumunterversorgung.

Die Kolik ist nichts anderes als ein Darmkrampf. Die Flaschenmilch oder der Brei wird nicht vertragen: der Darm reagiert. Zusätzlich erschwert Kalziummangel die Koliktendenz. Sobald die Nahrung umgestellt und Kalzium ausreichend zugeführt wird, schlafen diese Kinder auch ruhig und tief ohne Darmkrämpfe.

Schulkinder, die sich nicht konzentrieren können, die zappelig sind und deren hyperaktives Verhalten keine Leistungen erbringen können, leiden häufig unter Nahrungsmittelunverträglichkeiten. Kalzium und besonders Magnesiummangel sind bei diesen jugendlichen Patienten oft vorhanden. Diese Kinder haben weitaus höhere Nährstoffbedürfnisse als nichtbetroffene Altersgenossen. Typisch ist auch das Essverhalten dieser kleinen "Quertreiber". Vielfach sind sie schlechte Esser, die nur ganz bestimmte Speisen akzeptieren. Leider haben diese Kinder oft sehr schlechte Essinstinkte und bevorzugen gerade das, was ihr hyperaktives, aggressives Verhalten auslöst.

Beobachten Sie Ihr Kind. Beginnen Sie noch heute mit der Wechseldiät und erklären Sie Ihrem Kind weshalb dies wichtig ist. Kinder verstehen sehr gut, wenn man die richtigen Worte wählt.

Jeder Mensch möchte sich gut fühlen. Kinder sind keine Ausnahme. Im Gegenteil. Machen Sie Ihrem Kind die Zusammenhänge verständlich. Wenn es begreift, dass sein Verhalten nicht auf Bösartigkeit oder Dummheit beruht, sondern auf biochemische Reaktionen, die man nachweisen kann, dann wird es liebend gerne mitmachen.

Achten Sie darauf, ob Ihr Kind eines oder mehrere der folgenden Probleme aufweist. Wenn dies der Fall ist, sollten Sie so schnell wie möglich eine Ernährungsumstellung in Erwägung ziehen.

Häufige Allergiesymptome

- Nabelkoliken
- häufiges "grundloses" Weinen oder Wimmern
- wiederholte Ohrenschmerzen und -infektionen
- allgemeine Krankheitsanfälligkeit
- Spucken nach den Mahlzeiten
- unruhiger, oft gestörter Schlaf
- Verdauungsstörungen wie chronischer Durchfall,
- Verstopfung oder Blähungen
- Asthma und Bronchitisanfälligkeit
- Reizbarkeit und unerklärliche Wutausbrüche
- Lernschwierigkeiten
- Hautprobleme wie Ekzem, Milchschorf, Akne
- Bettnässen
- Dunkle Ringe unter den Augen, auch nach ausreichendem Schlaf
- horizontale Falte 12 cm über der Nasenwurzel
- lange, seidige Wimpern und geschwollene, leicht tränende Augen
- eine sehr hohe Stimme
- fleckige Hautrötungen und heiße Ohrläppchen nach dem Essen
- Blässe und Blutarmut

Die meisten Menschen glauben irrtümlich, psychische Probleme könnten nur mit Psychotherapie und Psychopharmaka behandelt werden können. Dass Allergien die Ursache der Problematik sein können, wurde zwar vielfältig bewiesen, doch von Schulmedizinern und Psychiatern kaum wahrgenommen. Mediziner wie Dr. Pfeiffer und Philpott dokumentierten schon vor Jahren, dass erstaunlich schnell Erfolge durch einfache Ernährungsumstellung und Nährstoffzufuhr erzielt werden. Von diesen

Erfahrungen wird allerdings noch wenig Gebrauch gemacht. Viel lieber stopft man den Patienten mit gefährlichen Medikamenten voll, die nicht nur Bewusstseins und Persönlichkeitsveränderungen verursachen können, sondern vorliegende Stoffwechselprobleme sogar noch weiter verschlimmern.

Viele Allergiker leiden unter Hyperaktivität oder Depressionen. Bereits Kinder werden vor diesen Problemen nicht verschont und nicht selten mit Medikamenten wie Ritalin "kontrolliert," obwohl in Wirklichkeit eine einfache Ernährungsumstellung und Nährstoffzufuhr bessere Resultate erzielen könnte.

Dr. Benjamin Feingold erkannte bereits vor Jahrzehnten, dass Zucker und chemische Nahrungszusätze hyperaktives Verhalten auslösen können. "Zusatzstoffe können sich als Allergene entpuppen, die Gehirnfunktionen beeinflussen und somit zu Verhaltungsstörungen führen können" erläuterte auch der Nobelpreisträger Dr. Linus Pauling.

Die Kinderärztin Frau Dr. Doris Rapp von Chicago gab vielen Eltern Mut, Hoffnung und letztendlich ein gesundes, frohes Kind. Ich sah ein Video von ihr, das einen kleinen Jungen im Wartezimmer von Frau Dr. Rapp zeigt. Er spielt vergnügt vor sich hin und unterhält sich freundlich mit seiner Mutter. Frau Dr. Rapp unterbricht und bietet ihm, nach einem kurzen Gespräch, ein hartgekochtes Ei an. Der Junge isst es eifrig. Wenige Minuten später wird er zunehmend gereizt und quengelig. Er zappelt herum, wirft mit Spielsachen um sich und sein Verhalten wird deutlich aggressiv. Er brüllt, schlägt, beißt seine Mutter und ist kaum noch zu kontrollieren. Es ist klar: Ein Ei verwandelte das anfangs liebenswerte Kind in ein Monster.

Während und nach dieser Dokumentation fragte ich mich, wie viele Eltern auf diese Art sich von ihren Kindern terrorisiert glauben; wie viele Erwachsene so zu harten Strafen und Gewalttätigkeiten provoziert werden.

Interessant ist auch, dass Hyperaktivität und aggressives Verhalten vornehmlich bei Knaben auftritt. Mädchen neigen eher zum Gegenteil, nämlich zur Hypoaktivität und den damit verbundenen Depressionen.

Benni war ein typisch hyperaktiver Junge. Seine Wutanfälle und das daraus resultierende zerstörerische Verhalten terrorisierte die gesamte Familie. Ich wurde ebenfalls nicht verschont. Als ich Benni eines Tages für wenige Minuten in meinem Sprechzimmer allein ließ, fegte er alle Regale leer und kippte meine Schreibtischschubladen aus. Wie der Dreijährige das so schnell schaffte, war uns allen ein Rätsel.

Die Eliminierungs- und Wechseldiät deckte bei Benni heftigste Reaktionen auf Zucker, Mais, Schokolade, Weizen und Milchzucker auf. Seine anfangs stark vergrößerten Lymphknoten bildeten sich im Verlauf der Behandlung deutlich zurück und waren nach zwei Monaten nicht mehr tastbar. Ein Zeichen, dass sein Immunsystem sich erholt hatte und nicht mehr überschießend reagierte.

KAPITEL 7

-

Zuckerstoffwechselprobleme und Alkoholismus

Alkohol ist Zucker

Alkoholismus ist meines Erachtens die Fortsetzung der Sucht nach Zucker. Betrachtet man den Lebenslauf eines Alkoholikers, so kommt man nicht umhin festzustellen, dass dieser während seiner Kindheit und seiner Jugendjahre eine Naschkatze war.

Der Zusammenhang liegt auf der Hand: Alkohol wird vom Körper in Zucker umgewandelt. Dieser ist der schnellsten verwertbare Zucker überhaupt. Während das hyperaktive Kind von Bonbons oder Schokolade "high" wird, vollzieht sich das gleiche Phänomen, in verstärkter Form, beim Alkoholiker. Das jugendliche Gehirn reagiert auf die Schokoriegel; das erwachsene auf Wein oder Rum.

Rum wird übrigens aus nichts anderem als Zucker hergestellt, und wenn man die Trinkgewohnheiten der Alkoholiker verfolgt, findet man interessante Parallelen zu Nahrungsmittelunverträglichkeiten. Der Kartoffelempfindliche zeigt häufig eine Vorliebe für Wodka; wer auf Weintrauben reagiert, ist meist Weintrinker. Malzempfindliche Patienten bevorzugen allgemein Bier.

Das Suchtverhalten des Alkoholikers ist somit nicht nur eine Zuckerabhängigkeit. Es wird durch Nahrungsmittelunverträglichkeiten und -abhängigkeiten verstärkt. Aus diesem Grunde wird der zuckersüchtige Alkoholiker sich nie von seiner Sucht befreien, solange er Bonbons lutscht. Er tauscht lediglich die Suchtmittel aus.

Beachtet man diese Zusammenhänge, so ist eine dauerhafte Heilung von Alkoholismus realisierbar. Solange man die Suchtmittel erkennt und zusätzlich den Körper mit notwendigen Nährstoffen unterstützt, wird ein derartig gut versorgter Organismus wenig Verlangen nach Schadstoffen zeigen.

Im Grunde genommen wird Alkohol von Allergikern schlecht vertragen. Gesundheitsprobleme treten nach Alkoholkonsum meist verstärkt auf, und nicht selten löst ein bestimmtes Getränk ganz spezifische Symptome aus.

Nehmen wir John, der unter Glutenunverträglichkeit leidet und keinen anderen Alkohol anrührt als Scotch. John ist Gelegenheitstrinker, denn am Tag "danach" geht es ihm nicht besonders gut. Johns Reaktion wird verständlich, wenn man weiß, dass Scotch vorwiegend aus glutenhaltigen Getreiden gewonnen wird. Diese Zusammenhänge findet man bei fast allen Alkoholikern, und wenn man den Alkoholiker dazu bringt, Getränke zu wechseln, wird seine Abhängigkeit reduziert. Meist zeigt er weniger Verlangen nach anderen Spirituosen.

Die Problematik ist damit allerdings noch nicht gelöst. Die Abhängigkeit muss auch im Nahrungsmittelbereich unterbrochen werden, d.h. der Biertrinker muss Malzgetränke und hefereiche Lebensmittel meiden. Der Weintrinker muss den Trauben und Traubensäften entsagen und der Wodkatrinker sollte keine Kartoffeln essen. Der Rum oder Gin Liebhaber muss sich den Zucker abgewöhnen. Das ist zwar nicht einfach, doch machbar.

Die Vereinigung der Anonymen Alkoholiker (AA) hat enorm Positives im Aufklärungssektor geleistet. Es ist der AA zu verdanken, dass das Problem des Alkoholismus heute ernst und objektiv betrachtet wird. Schließlich findet der Alkoholiker tatsächlich Hilfe und Unterstützung in diesen Gruppen. Ich schließe mich jedoch der Meinung des amerikanischen Allergologen Dr. Marshall Mandell an, der als Hauptursache des Alkoholismus das Suchtverhältnis sieht. Das psychische Trauma ist meist sekundär.

Alkohol ist ein einfacher Zucker, der sehr schnell in den Blutstrom aufgenommen wird. Alkohol löst das Hochgefühl, das der Zuckersüchtige sucht, sehr schnell und verstärkt aus. Deshalb sind zuckerempfindliche hyperaktive Kinder später besonders alkoholgefährdet.

Was macht nun der Alkoholiker, der sich den Anonymen Alkoholikern anschließt? Man versucht, ihn vom Alkohol wegzubringen. Sein Suchtverlangen darf er mit Süßigkeiten stillen. Bestenfalls bleibt er dem Alkohol fern. Seine Sucht nach Zucker legt er jedoch nicht ab. Er verlagert sie nur zurück in das Vorstadium. Sobald das Suchtverlangen nicht ausreichend gestillt, leidet er oder er verfällt wieder dem Alkoholismus zurück. Der Teufelskreis beginnt erneut.

Der Alkoholiker, der sich von seiner Abhängigkeit befreien will, muss zuerst überlegen, ob er eine deutliche Beziehung zu einem bestimmten Getränk hat. Dann sollte er weiterverfolgen, ob eine Nahrungsmittelabhängigkeit besteht. Die Wechseldiät ist auch hier wieder von Vorteil.

Einer unserer Patienten, Herr B., war seit Jahren "trocken" aber ab und zu hatte er mit einem heftigen Verlangen nach Wodka zu kämpfen. Kartoffeln waren sein Leibgericht, und wir fanden schnell heraus, dass große Portionen Kartoffeln bei ihm rasende Kopfschmerzen verursachten. Auch Wodka hatte früher dieses Symptom ausgelöst.

Nachdem Herr B. die Zusammenhänge verstand und seinen Kartoffelkonsum entsprechend einschränkte, verlor er nicht nur die Kopfschmerzprobleme, sondern auch sein Verlangen nach Alkohol, sprich Wodka.

Die folgende Liste ist auch für Nicht Alkoholiker von Vorteil. Sie zeigt dem Allergiker, auf welche Getränkearten er auf Grund seiner Nahrungsmittelunverträglichkeiten am besten verzichtet.

	Mais	Malz	Roggen	Weizen	Hafer	Reis	Kartoffeln	Trauben	Kakteen	Wacholder	Rüben	Zuckerrohr	Hefe
Whiskey													
Bourbon	X	X	X	*	*	*		X			X	X	X
Blended Bourbon	X	X	X	X	X	X	X	X			X	X	X
Canadian	X	X	X	X				X				X	X
Blended Canadian	X	X	X	X	X	X		X			X	X	X
Irish	X	X	X	X	X	X						X	X
Blended Irish	X	X	X	X	X	X		X			X	X	X
Scotch	X	X	*	*	*	*		X				X	X
Blended Scotch	X	X	X	X	X	X		X			X	X	X
Liköre	X	X	X	X	*	*		X			X	X	X
Gin													
Getreide	X	X	X	*	*	*				X			X
Zuckerrohr	X	X	X	*	*	*				X		X	X
Wodka													
USA	X	X	X	X	*	*	*				*	*	X
Russischer							X						
Rum													
USA								X				X	X
Jamaika												X	X
Tequila	?								X				X
Bier	X	X	*	*	*	X					X	X	X
Wein	*	*	*	*	*	*		X			*	*	X
Brandy	X							X			*	*	X

Die mit **X** bezeichneten Nahrungsmittel werden bei der Herstellung der angegebenen Spirituosen vielfach verwendet, die mit * bezeichneten dagegen nur verschiedentlich.

Die Alkohol-Lebensmittel-Verknüpfung

Wein und stärkere Spirituosen werden nicht nur von Trauben erzeugt, sondern auch von Mais, Roggen, Malz, Weizen, Hafer, Reis, Kartoffeln, ja sogar Kakteen. Schauen wir uns doch mal die Herkunft verschiedener Destillate an. Hefe wird fast immer mit verwendet. Vielleicht erklärt Ihnen die folgende Information Ihre Vorliebe für ein gewisses Getränk.

Whiskey, Scotch oder Bourbon kann z.B. von all diesen oder einem Teil dieser Nahrungsmittel und Hefe hergestellt sein, es können aber auch Rüben und Zuckerrohr verwendet worden sein.

Gin ist ein Wacholderschnaps, der aus beliebigen stärkehaltigen Ausgangsstoffen gebrannt wird, meist Getreide wie Mais und Roggen oder Melasse. Französischer Gin, der sogenannte Saffron Gin ist mit Safran aromatisiert. Selbst als Zuckerrohrdestillat kann Gin zusätzlich Mais, Malz und Roggen enthalten.

Original russischer **Wodka** ist meist von Kartoffeln gebrannt, wogegen viele amerikanische Wodkas aus Mais, Malz, Roggen und Weizen gebraut werden.

Rum wird aus Melasse, seltener aus frischem Zuckerrohrsaft gewonnen. Abgewandelte Produkte sind Rum Verschnitt (in Deutschland müssen mindestens 5 % Rum enthalten sein, der Rest kann neutraler Alkohol aus anderen Rohstoffen sein) USA Rum kann auch ein Traubendestillat sein.

Original mexikanischer **Tequila** wird zu 100% aus der Agave gewonnen. Bei der weit verbreiteten und erschwinglichen Kategorie Tequila **Mixto** stammt mindestens 51 Prozent des Zuckers zur Alkoholproduktion von der Agave azul (blaue Agave), der restliche Zucker kann anderen Ursprungs sein, vorzugsweise wird Rohrzucker verwendet.

Bier wird durch Gärung meist aus den Grundzutaten Wasser, Malz und Hopfen gewonnen. Für ein kontrolliertes Auslösen des Gärvorganges wird meistens Hefe zugesetzt, selten auch Milchsäurebakterien. Weitere Zutaten sind Früchte, Kräuter oder Gewürze. Bier kann auch aus Weizen oder Reis gebraut werden.

Wein wird aus Trauben und einer Vielzahl von Früchten hergestellt. Weitere Zusatzmittel können Hefen, Hefenährsalz (Ammoniumsulfat) und Schwefel sein. Wenn Sie Wein nicht vertragen, obwohl Sie ohne weiteres Trauben essen ohne Reaktionen zu verspüren, sind Sie vielleicht schwefelempfindlich.

Brandy oder Branntwein kann alle Stoffe enthalten, die bei der Weinherstellung genutzt werden.

KAPITEL 8
-
Bestimmen Sie Ihren Stoffwechseltyp

Der amerikanische Zahnarzt Dr. William Kelley unterteilte Menschen in verschiedene Stoffwechseltypen. Er demonstrierte auch, dass Heilungsprozesse beschleunigt werden können, wenn individuelle Stoffwechselbedingungen und Nährstoffbedürfnisse berücksichtigt werden.

Der folgende Fragebogen gibt Auskunft über Ihren Stoffwechseltyp. Bei Typ I (A) dominiert das sympathische Nervensystem, bei Typ II (B) das parasympathische.

Eine eindeutige Zuordnung zu Typ I oder II ist selten möglich, Sie können jedoch erkennen, welchem Typ Sie vorrangig zuzuordnen sind. Ihre Stoffwechselfunktionen können dann entsprechend unterstützt werden, was die Genesung günstig beeinflusst.

Stoffwechseltyp-Bestimmungstest

1)	Ich betätige mich körperlich	a) gerne und häufig b) ungern und selten
2)	Ich fühle mich	a) selten erschöpft b) leicht erschöpft
3)	mein Muskeltonus ist ohne regelmäßige Gymnastik	a) gut b) schlaff
4)	Mein Muskeltonus entwickelt sich bei regelmäßigem Sport	a) schnell und gut b) langsam und läßt schnell wieder nach
5)	Meine körperliche Kraft ist	a) überdurchschnittlich b) unterdurchschnittlich
6)	Meine Ausdauer ist	a) schlecht b) gut
7)	In Wut gerate ich	a) leicht b) selten
8)	Deprimiert bin ich	a) selten b) leicht
9)	Ungeduldig bin ich	a) häufig b) selten
10)	Ich bin Frühaufsteher	a) ja b) nein
11)	Impulsiv bin ich	a) häufig b) selten
12)	Meine Schmerzempfindlichkeit ist	a) hoch b) niedrig
13)	Entspannen kann ich mich	a) nur schlecht b) leicht
14)	Mein Appetit ist	a) eher schlecht b) sehr gut
15)	Essen ruft bei mir das Gefühl hervor von	a) Trägheit b) Befriedigung
16)	Ein vegetarisches Gericht befriedigt meinen Appetit	a) gut b) absolut nicht
17)	Nach dem Obstessen bin ich	a) oft gesättigt b) noch immer hungrig
18)	Wenn ich unmittelbar vor dem Schlafengehen esse, schlafe ich	a) unruhig b) besser
19)	Fettes Fleisch mag ich	a) überhaupt nicht b) sehr gerne
20)	Rohkost mag ich	a) sehr gerne b) wenig
21)	Kartoffeln mag ich	a) nicht besonders b) sehr
22)	In meinem Magen rumort es	a) selten b) häufig
23)	Mein Stuhlgang wird bei Stress	a) seltener und fester b) häufiger und dünner

24)	Durst verspüre ich	a) häufig b) selten
25)	Mein Idealgewicht halte ich	a) leicht b) nur schwer. Ich nehme viel zu leicht zu.
26)	Erkältungen bekomme ich	a) selten b) oft
27)	Husten habe ich	a) selten b) oft
28)	Rot werde ich	a) selten b) oft
29)	Über der Brust habe ich ein Druckgefühl	a) nie b) oft
30)	Meine Pulsfrequenz ist eher (normal wäre 60 80/Min)	a) schnell b) langsam
31)	Auf starkes Licht reagiere ich	a) heftig b) kaum
32)	Lärm stört mich	a) sehr b) kaum
33)	Meine Muskelreflexe sind	a) ausgeprägt gut b) eher langsam
34)	Auf Insektenstiche reagiere ich	a) selten b) meist heftig
35)	Heuschnupfen habe ich	a) nicht b) regelmäßig
36)	Niesanfälle erleide ich	a) selten b) oft
37)	Nasenverstopfung habe ich	a) selten b) oft
38)	Übergeben kann ich mich	a) nur schwer b) relativ leicht
39)	Zum Schwitzen neige ich	a) wenig b) sehr
40)	Ich neige zum Perfektionismus	a) stimmt b) stimmt nicht
41)	Meine Stimme ist	a) tief b) hoch
42)	Ich neige zu Wassereinlagerungen	a) nein b) ja
43)	Schluckauf habe ich	a) selten b) oft
44)	Ich nehme alles sehr ernst	a) stimmt b) bestimmt nicht
45)	Ich neige zu Hautjucken	a) selten b) nie

22

Wenn Sie mit 23 bis 45 "a" Antworten geantwortet haben, gehören Sie dem Stoffwechsel Typ I an. Umgekehrt deuten 23 bis 45 "b" Antworten auf Typ II. Bei fast gleich vielen "a" wie "b" Antworten sind Sie ein Mischtyp und sollten sich bei der Ausarbeitung Ihres idealen Lebensstiles und der für Sie richtigen Diät professionelle Hilfe holen.

Der Bewegungstyp Stoffwechsel Typ I

Für diesen Typ ist die ideale Ernährung vegetarisch ausgerichtet. Eine derartig ballaststoffreiche Nahrung unterstützt die eher langsame Verdauung dieser Menschen. Eiweiß und Fette werden von diesem Typ schlecht toleriert. Fisch und Geflügel sind dem schwerer verdaulichen Schweine, Rindfleisch und Wild vorzuziehen. Komplexe vegetarische Nahrungsmittel wie Nüsse und Hülsenfrüchte können ebenfalls Verdauungsstörungen verursachen und auch Kartoffeln werden von dieser Gruppe schlecht vertragen. Weizen und andere glutenhaltige Getreide können Probleme verursachen, insbesondere wenn chronischer Durchfall vorhanden ist.

Der Typ I zeigt ein aktives Nebennierensystem. Dieser Typ leidet weniger an Allergien, als an Unruhe und nervösen Störungen, Fette werden schlecht vertragen. Die Neigung zu Leber und Gallenblasenproblemen ist vorherrschend.

Der Typ I neigt zum Perfektionismus. Als Kinder sind sie zappelig und unruhig bis hin zur Hyperaktivität. Im Erwachsenenalter gelten sie als schwierige Zeitgenossen, die Stress schlecht tolerieren und verarbeiten. Gewichtsprobleme liegen selten vor. Wenn dieser Typ dennoch abnehmen will, gelingt ihm dies schnell mit einer einfachen Kalorienreduktion um zirka 500 kcal pro Tag kombiniert mit erhöhter sportlicher Betätigung. Bewegung fällt ihm nicht schwer. Im Gegenteil. Im Sport reagiert er seinen Frust ab.

Den Mineralstoffen Magnesium und Zink sollte dieser Typ besondere Aufmerksamkeit schenken, ganz sicherlich den B Vitaminen sowie den essentiellen Fettsäuren. Außer Fischölen sollten tierische Fette, auch gehärtete Fette, vermieden werden.

Stephan ist ein klassischer Typ I. In der Schule fiel er durch sein störendes Verhalten auf. Schulische Leistungen ließen auf Grund seiner Konzentrationsschwäche zu wünschen übrig. Obwohl er sich gerne sportlich betätigte, konnte er auch hier wegen seiner unkontrollierten Zappeligkeit keine Erfolge verbuchen. Zum Leidwesen seiner Eltern neigte er zu Durchfall und konnte, trotz gutem Appetit, "nicht ein Pfund ansetzen."

Fettarmes Kochen, sowie eine Ernährungsumstellung auf vorwiegend Reis, Gemüse, Geflügel und Fisch reduzierte die Durchfallanfälligkeit ganz deutlich. Die zusätzliche Versorgung mit B Vitaminen half weiter, doch eine ganz dramatische Besserung seiner schulischen und auch sportlichen Leistungen trat ein, nachdem noch Mineralstoffe mitverabreicht wurden. Die Haarmineralien Analyse wies auf eine Störung des Calciumhaushaltes. Gleichzeitig wurden ein deutlicher Mangel an Magnesium und ein leicht erhöhter Zinkbedarf deutlich. Interessant ist, dass durch die Molybdän und B Vitaminzufuhr Stephans Fleischhunger deutlich reduzierte wurde. Stephan durfte sich auch bald an seinen ersten Lorbeeren im Kurzstreckenwettlauf erfreuen.

Der gemütliche Stoffwechsel-Typ II

Falls Sie übergewichtig sind und selbst bei strenger Kalorienreduktion kein Pfund verlieren, sind möglicherweise Nahrungsmittelunverträglichkeiten am Werk. Für Sie ist die Eliminierungs- und Wechseldiät besonders wichtig.

Verzichten Sie vorübergehend auf Ihre Lieblingsgerichte. Essen Sie kalorienarm und seien Sie vorsichtig mit fettreichen Milchprodukten. Bewegen Sie sich mehr, Ihr Stoffwechsel muss angekurbelt werden. Meiden Sie Raucher und vermeiden Sie Schwermetallbelastungen.

Frau F., ein charakteristischer Typ II, litt an Unterzuckerungssymptomen und neigte zu Energieschwäche und Depressionen. Sie war übergewichtig und brauchte Kaffee, um in Schwung zu kommen. Sie reagierte deutlich auf Schokolade, Dextrose und Stärke. Honig, Bananen, Orangen, Ananas und Trauben verursachten Unbehagen und auch Hautprobleme. Von Käse, Kaffee und Schokolade bekam Sie unweigerlich Kopfschmerzen. Sehr stärkehaltige Soßen verursachten Schwächezustände und kalte Schweißausbrüche.

Nachdem alle diese Nahrungsmittel aus ihrem Speiseplan für sechs Wochen entfernt wurden, trat ein unerwarteter Gewichtsverlust von zwei bis drei Pfund pro Woche ein, und zwar ohne merkliche Kalorieneinschränkung. Eine erhöhte Magnesiumzufuhr verbesserte nicht nur den Stuhlgang, sondern verhalf zu besserem Schlaf. Frau F. fühlte sich wesentlich wohler und war weniger Stress anfällig. Sie raffte sich endlich auf und nahm an einem Gymnastikprogramm teil. In den ersten drei Monaten verlor sie merklich an Gewicht. Ihr Leben wurde wieder lebenswert, auch ohne Schokolade.

KAPITEL 9

-

Nahrungsmittel oder Giftstoff?

Leiden Sie unter Laktoseintoleranz?

Unser Befinden steht und fällt mit der Ernährung. Nahrungsmittel versorgen unseren Körper mit den notwendigen Baustoffen und Energieträgern. Allerdings erhalten wir diese lebensnotwendigen Nährstoffe nur dann, wenn unser Verdauungstrakt in der Lage ist, die jeweiligen Nahrungsmittel in ihre Einzelteile, spricht Nährstoffe, aufzuspalten. Ein klassisches Beispiel ist die weit verbreitete Laktoseintoleranz.

Allgemein sind Molkereiprodukte ganz gewiss eine hervorragende Quelle für Eiweiß und Kalzium. Allerdings muss unser Verdauungstrakt erst das Nahrungsmittel aufspalten, bevor Kalzium und Eiweiß von unserem Körper verwertet werden können.

Für diese Spaltung von Milchprodukten ist das Enzym Laktase absolut notwendig, und gerade dieses so wichtige Enzym wird mit zunehmendem Alter immer weniger vom Körper produziert. Forschungsarbeiten zeigen, dass bereits ab dem 6. Lebensjahr die körpereigene Laktaseproduktion unzureichend ist. Gewisse Menschen können dieses Enzym von Geburt an nicht produzieren.

Von einer "klassischen" Laktoseintoleranz spricht man, wenn bereits geringe Mengen Milchzucker Symptome wie Durchfall oder Meteorismus auslösen. In akuten Fällen treten diese Probleme bereits nach einem Glas Milch auf, das nur etwa 12g Laktose enthält.

Die subklinische, d.h. durch Tests schwer nachzuweisende Laktoseintoleranz ist weitaus verbreiteter. Patienten dieser Kategorie reagieren zwar auf laktosehaltige Nahrungsmittel, doch nicht im klassischen Sinne. Auftretende Symptome sind vielfältig und nicht unbedingt typisch. Solch ein Patient erleidet z.B. keinen Durchfall, sondern neigt zu Verstopfung oder leidet erst einige Stunden später an Kopfschmerzen. Wenn die Verdauung kaum oder unmerklich in Mitleidenschaft gezogen ist, wird selten eine Laktoseintoleranz vermutet.

Viele Patienten, die unter Kuhmilchunverträglichkeit leiden, sind zuckerempfindlich. Der Zusammenhang wird nur allzu leicht übersehen.

Laktose ist nichts anderes als Milchzucker. Ob das laktosespaltende Enzym Laktase ausreichend produziert wird, kann mit dem Laktoselntoleranz-Test festgestellt werden. Der Patient bekommt 50 bis 100mg Laktose, und daraufhin werden innerhalb der nächsten zwei Stunden die Blutzuckerwerte gemessen. Wenn diese nicht über den Nüchternwert ansteigen und wenn die typischen Symptome wie Darmkrämpfe und Durchfall nicht auftreten, kann die Laktoseintoleranz ausgeschlossen werden.

Verursacht der Milchzucker hypoglykämische Symptome wie Energieschwäche, und er tut das sehr häufig, dann fallen Blutzuckerwerte. Das heißt, der Test verläuft negativ im medizinischen Sinne und die Mehrzahl der laktoseempfindlichen Patienten nimmt fälschlich an, dass keine Laktoseintoleranz besteht. In Wirklichkeit besteht diese sehr deutlich, und ist in den meisten Fällen ererbt.

Die klassische Form der erbbedingten Laktoseintoleranz ist bei Südländern, Afrikanern, Arabern, Asiaten und Juden weitverbreitet, doch auch der Deutsche wird immer häufiger von diesem Problem geplagt.

Wenn Sie ständig müde und energielos sind, wenn Sie zu Gewichtsproblemen, Verdauungsbeschwerden, Kopfschmerzen oder Migräne neigen oder wenn Sie vor dem Schlafengehen Milch trinken müssen, damit Sie schlafen können, liegt der Verdacht einer Laktoseintoleranz nahe. Wenn Sie Milchprodukte ablehnen, kann auch eine Milchunverträglichkeit oder Laktoseintoleranz vorliegen. Obwohl Sie die für Sie gefährlichen Nahrungsmittel ablehnen, sollten Sie auf "versteckte" Milchprodukte achten. Meiden Sie Speisen, die mit "etwas" saurer Sahne, Joghurt, Milch oder Käse verfeinert wurden. Auch schmackhafte Kuchen, Torten und Schokolade enthalten Milchprodukte.

'Kleinvieh macht auch Mist' heißt ein deutsches Sprichwort. Umgesetzt heißt es, dass auch kleine Mengen sich summieren und Ihr Wohlbefinden stören können. Wenn Ihr Energiepotential stark schwankt oder sich periodenweise andere Gesundheitsprobleme einschleichen, sollten Sie sich für einige Wochen im Rhythmus der Wechseldiät ernähren. Erst dann werden Sie merken, wie viel Milchprodukte Sie ungewollt zu sich genommen haben und wie diese Ihre Gesundheit beeinflussen.

Wenn Sie sich praktisch von Milchprodukten ernähren und wenn Sie der Meinung sind, dass Sie ohne diese nicht auskommen können, leiden Sie höchstwahrscheinlich an einer Milchunverträglichkeit. Sie gehören in die Kategorie der Suchtesser. Je schneller Sie sich von Ihrer Sucht befreien, umso besser. Die Wechseldiät wird Ihnen guttun, aber ohne den Verzicht auf die Milchprodukte geht es nicht. Der folgende Fragebogen kann Ihnen die Ursache Ihrer Beschwerden nur bestätigen

Der Allergie Test

Lesen Sie diesen Fragebogen sorgfältig durch. Er enthält viele Hinweise, wenn nicht sogar den Schlüssel zu Ihren allergiebedingten Problemen.

Notieren Sie, wie oft Sie mit "Ja" oder "Nein" geantwortet haben. Mehr als fünf "Ja" Antworten weisen auf eine Nahrungsmittelintoleranz hin. Ihre Nahrungsmittelempfindlichkeit ist umso deutlicher, je mehr positive Antworten Sie erzielten.

Haben Sie häufig Magenschmerzen?	☒ Ja ☐ Nein
Leiden Sie oft unter Sodbrennen?	☐ Ja ☒ Nein
Stoßen Sie nach dem Essen oft auf?	☒ Ja ☐ Nein
Verspüren Sie Übelkeit nach manchen Gerichten?	☐ Ja ☒ Nein
Leiden Sie öfter an Bauchkrämpfen?	☐ Ja ☒ Nein
Sind Sie leicht verstopft	☐ Ja ☒ Nein
Haben Sie leicht Durchfall?	☒ Ja ☐ Nein
Sind Sie nach dem Essen meist müde?	☒ Ja ☐ Nein
Sind Sie leicht verschleimt?	☒ Ja ☐ Nein
Sind Sie allgemein energiearm?	☒ Ja ☐ Nein
Haben Sie Gallenblasenbeschwerden?	☐ Ja ☒ Nein
Vertragen Sie Alkohol schlecht?	☐ Ja ☒ Nein
Fühlen Sie sich besser, wenn Sie fasten?	☐ Ja ☒ Nein
Leiden Sie an schlechtem Mundgeruch?	☐ Ja ☒ Nein
Leiden Sie an schlechtem Körpergeruch?	☒ Ja ☐ Nein
Sind Ihre Mundwinkel öfter eingerissen?	☐ Ja ☒ Nein
Werden Sie während der Feiertage häufig krank?	☐ Ja ☒ Nein
Sind Ihre Lippen oft glatt und geschwollen?	☒ Ja ☐ Nein
Haben Sie, trotz ausreichend Schlaf, Ringe unter den Augen?	☒ Ja ☐ Nein
Verursachen gewisse Nahrungsmittel Hautausschläge?	☒ Ja ☐ Nein

Lösen Süßigkeiten ein Wohlbefinden aus?	☒ Ja ☐ Nein
Treten nach dem Essen oft Schleier vor den Augen auf?	☒ Ja ☐ Nein
Leiden Sie oft an Harnweginfektionen?	☐ Ja ☒ Nein
Fühlen Sie nach dem Essen vermehrt ein Druckgefühl auf der Brust?	☐ Ja ☒ Nein

Der Kuhmilchunverträglichkeits-Test

Sie haben bei dem vorigen Test mehrmals mit "Ja" geantwortet. Der folgende Fragebogen, der sich mit Ihrer Kindheit befasst, gibt Hinweise, ob eine Milchunverträglichkeit das Grundübel Ihres Problems sein könnte.

Waren Sie Bettnässer?	☐ Ja ☒ Nein
Litten Sie an Nabelkoliken?	☐ Ja ☒ Nein
Hatten Sie häufig Ohrinfektionen?	☐ Ja ☒ Nein
Waren Sie sehr infektanfällig?	☒ Ja ☐ Nein
Litten Sie an Hautproblemen, zum Beispiel an Milchschorf?	☐ Ja ☒ Nein
Waren Sie ein Schreikind oder sehr quengelig?	☐ Ja ☒ Nein
Waren Sie ein sogenanntes Speibaby?	☐ Ja ☒ Nein
Litten Sie an Durchfall oder Verstopfung?	☐ Ja ☒ Nein
Hatten Sie häufig Nasenbluten?	☐ Ja ☒ Nein
Litten Sie häufig unter Atemnot?	☐ Ja ☒ Nein
Litten Sie unter Alpträumen?	☐ Ja ☒ Nein
Litten Sie an Konzentrationsschwäche?	☒ Ja ☐ Nein
War Ihr Energiepotential stark schwankend?	☐ Ja ☒ Nein
Hatten Sie Pseudokrupp?	☐ Ja ☒ Nein
Hatten Sie Gewichtsprobleme?	☐ Ja ☒ Nein
Waren Sie vor der Umstellung auf Flaschennahrung gesünder?	☒ Ja ☐ Nein

Wenn Sie mehr als drei dieser Fragen positiv beantworteten, dann ist die Möglichkeit einer Milchunverträglichkeit wahrscheinlich. Bei mehr als fünf positiven Antworten, sollten Sie Ihre Nahrungsgewohnheiten sofort umstellen, denn es liegt nahe, dass Sie seit Ihrer Kindheit mit einer Milchunverträglichkeit kämpfen. Wenn Sie die letzte Frage mit "Ja" beantwortet haben, besteht kein Zweifel. Die Milchintoleranz ist Ihr Hauptproblem.

Sind Sie weizen- oder glutenempfindlich?

Gluten ist eine in Weizen und andern Getreiden vorhandene Eiweißsubstanz, die die bekannte Glutenintoleranz oder Zöliakie verursacht. Bei Erwachsenen wird sie als "einheimische Sprue" bezeichnet. Typische Begleiterscheinungen dieser Erkrankung sind chronischer Durchfall, Gewichtsverlust und Fettverwertungsstörung, die sich meist im Fettstuhl zeigen. Der Stuhl dieser Patienten ist weich, hellfarbig und fast schaumig, was durch die Fermentierung ungenügend gespaltener Kohlehydrate zu erklären ist. Der Fettgehalt dieses Fettstuhls ist sehr hoch, was ebenfalls auf die unzureichende Nährstoffaufspaltung zurückzuführen ist.

Laboruntersuchungen glutenempfindlicher Patienten zeigen Fehlverwertungsstörungen und deutliche Mangelprobleme, fettlösliche Vitamine werden schlecht resorbiert. Vitamin D, E und A Mangel ist häufig vorhanden, insbesondere wenn der Patient sich fälschlicherweise fettfrei ernährt. Zöliakiepatienten können zwar gehärtete und tierische Fette schlecht verwerten, dagegen werden pflanzliche Öle wie Olivenöl gut vertragen.

Bei chronischem Durchfall ist die Nährstoffaufnahme deutlich reduziert und deshalb leiden diese Patienten schnell an Nährstoffunterversorgung. Eine erhöhte Zufuhr wichtiger Nährstoffe in leicht resorbierbarer Form, am besten Pulver, ist ratsam. Die vorgeschlagenen Tagesmengen der Deutschen Ernährungsgesellschaft (DEG) sind für diese Patienten keineswegs ausreichend. Zudem haben glutenintolerante Patienten einen erhöhten Thiamin-(Vitamin-B_1)-Bedarf, und leiden nicht selten an Eisenmangel, da sie Eisen aufgrund der Darmschwäche schlecht verwerten.

Vollkorn, Steinobst und Rohkost wird meist schlecht vertragen, was ebenfalls auf die Darmschwäche zurückzuführen ist. Obst und Gemüse wird bekömmlicher, indem es angedämpft wird.

Die erwähnten Symptome der Glutenintoleranz werden definitionsgemäß von glutenhaltigen Nahrungsmitteln verursacht. Hierzu zählen Weizen, Roggen, Hafer, Gerste, und selbstverständlich alle Lebensmittel, die diese Getreidesorten in irgendeiner Weise enthalten. Deshalb muss der glutenintolerante Patient es sich zur Gewohnheit machen, bei allen Fertiggerichten die Deklaration bis ins Detail zu lesen. Seien Sie vorsichtig, wenn Sie auswärts essen. Gluten ist in vielen Gerichten vorhanden.

Genau wie bei der Laktoseintoleranz hat auch der glutenintolerante Patient eine Toleranzschwelle, die sich bei fortschreitender Erkrankung immer weiter reduziert. Überschreitet er diese Grenze, brechen Symptome aus. Je mehr und je häufiger die Toleranzschwelle überschritten wird, desto gravierender sind die Symptome.

Genau wie der laktoseintolerante Patient, so hat auch der glutenintolerante keine Wahl. Er muss Laktose oder Gluten zu Beginn der Behandlung absolut vermeiden. Nur so kann der Verdauungstrakt sich erholen. Sobald sich dieser regeneriert hat, erhöht sich auch die Toleranzgrenze wieder. Dann hat sich die Disziplin gelohnt, und der Patient kann glutenhaltige Nahrung wie Brot in kleinen Mengen genießen.

Wie lange der Glutenempfindliche den symptomauslösenden Nahrungsmitteln fernbleiben muss, liegt an der Fähigkeit des Darmtraktes, sich zu rehabilitieren. Allgemein gilt die Faustregel: Je länger der Körper bereits mit der Krankheit gekämpft hat, umso mehr Zeit braucht er, um sich zu erholen. In vielen Fällen erstreckt sich die Rehabilitationsphase über etliche Monate, in schlimmen Fällen, sogar über Jahre hinweg.

Eine glutenfreie Diät ist nicht leicht einzuhalten und erfordert einiges Umdenken. Reis, Amaranth und Hirse sind glutenfrei und können in jeder Menge gegessen werden. Mais ist mit Vorsicht zu genießen. Gute Alternativen sind auch Mehle aus Kartoffeln, Soja oder Tapioka.

Nahrungsmittel, die der Glutenempfindliche vermeiden werden muss:

<u>Getränke:</u>

Bier, Malzkaffee, Malzgetränke wie Ovomaltine, Whiskey und andere getreidehaltigen Getränke

<u>Nahrungsmittel:</u>

alle weizen-, roggen-, hafer- und gerstehaltigen Mehl und Brotsorten (Zwieback, Knäckebrot), Paniermehl und alle panierten Nahrungsmittel; Gerichte und Füllungen, die Brot und Brötchen enthalten, z.B. Frikadellen, alle Müslisorten außer Cornflakes (in Maßen) und Reis. Nudeln, Weizenkeim, Pudding, mehlhaltige Süßspeisen und Soßen, Torten, Kuchen, Kekse, Plätzchen, Fertigbackmischungen; alle angedickten Eiscremes und Desserts, sowie andere angedickte Nahrungsmittel.

<u>Außerdem meiden:</u>

Speck, Schweinefett und alle gehärteten Fette, sowie fertige Salatsoßen. Letztere sind oft mit Mehl angedickt. Meiden Sie auch Vitamin E, das aus Weizen hergestellt wurde oder andere Vitaminpräparate auf Weizenkeimbasis.

Halten Sie dieses Programm wenigstens sechs Wochen lang durch. Wenn Sie auch anfangs glauben, Ihr Speiseplan sei zu stark eingeschränkt, werden Sie bald Nahrungsmittelkombinationen entdecken, die Sie für die sicherlich nicht einfache Umstellung entschädigen. Sobald Sie sich besser fühlen, hat sich die Mühe gelohnt.

Diätvorschläge für Glutenempfindliche

<u>Frühstück:</u>

Grapefruit oder Saft

Reiskekse mit Butter und Marmelade

gekochtes Ei
Kaffee

oder

Kräutertee mit Zitrone
Haferbrei, Hirse oder Sojaflocken mit Sojamilch
Früchte je nach Jahreszeit

oder

Rühreier
Maisbrot mit Butter und Honig
Kaffee oder Tee

oder

Joghurt mit Früchten
Brot aus Amaranthmehl gebacken (siehe Rezepturteil)
Kräutertee oder Kaffee

Mittagessen:
1 Portion Fisch, gedämpft oder im Ofen gebacken
Tasse gekochten Reis
Gemüse nach Wahl, gedämpft (ohne Mehlsoße)
1 Portion grünen Salat mit Essig und Olivenöl

oder

1 Teller Minestrone
Truthahnbrust, mit Paprika und Zwiebeln gedämpft und gewürzt
gekochte Kartoffeln

Tomatensalat mit Essig und Olivenöl angemacht

oder

gegrilltes Lammkotelett
Reis mit Curry
gekochte Bohnen (ohne Speck) oder Spargel
Kohlsalat

oder

Tomatensuppe (nicht gebunden)
Risotto mit Huhn und Gemüsen
Salaten nach Wahl

Abendessen:
Röstkartoffeln mit Spiegeleier und Salat

oder

Gemischter Salat mit Thunfisch

oder

Spanischer Reis mit Scampi und Gemüsen

oder

gedämpfte Karotten mit Petersilie und Salzkartoffeln

KAPITEL 10

-

Das Austesten von Nahrungsmittelunverträglichkeiten

Nur keine Angst, sie brauchen sich keinerlei kostspieligen, komplizierten Tests zu unterziehen. Alles, was Sie brauchen, ist Disziplin und ein wenig Durchhaltevermögen.

Sie haben jetzt schon viel über Nahrungsmittelunverträglichkeiten erfahren und hegen auch schon den Verdacht, dass bestimmte Speisen bei Ihnen gewisse Symptome verursachen. Streichen Sie diese Nahrungsmittel zwei Wochen vollständig aus dem Speiseplan. Wir nennen dieses Vorgehen die **einfache Elimination**. Es ist gut möglich, dass Sie sich nach der ersten Woche "ohne" schon merklich besser fühlen.

Am Anfang der dritten Woche, essen Sie ganz gezielt genau dieses Nahrungsmittel. Sie dürfen ruhig viel davon essen. Wichtig ist, dass Sie die Reaktionen Ihres Körpers genau beobachten. Wenn Sie beispielsweise nach zwei Wochen ohne Milchprodukte, nach dem Trinken etlicher Gläser Milch plötzlich Kopf oder Bauchschmerzen bekommen, ist die Milchunverträglichkeit bestätigt. Dieses Austesten nennt man den **Expositionstest**.

Sie können sich auch für 35 Tage einer **Fastenkur** unterziehen, damit Ihr Körper sich völlig entschlacken kann. Danach ist der Expositionstest ist besonders wirksam.

Asthmatiker, Epileptiker oder Menschen mit schweren Leiden sollten sich auf jedem Fall mit ihrem Hausarzt absprechen. Setzen Sie auch niemals ohne das Einverständnis eines Arztes Medikamente ab.

Die einfache Eliminationsdiät

Wichtig ist, dass immer nur ein Nahrungsmittel ausgetestet wird. Auch sollten Sie dafür sorgen, dass Sie während des **Expositions- oder Provokationstests** (finden Sie im Kapitel 11 oder auf unserm Online-Portal) nicht allein sind. Dies gilt vornehmlich für Patienten, die unter schweren Reaktionen wie z.B. Asthma leiden.

Mit welchem Nahrungsmittel sollen Sie beginnen? Fangen Sie mit dem an, nach dem Sie am meisten Verlangen haben und auf das Sie nur am schwersten verzichten können. Wenn Sie nicht an Suchtallergien leiden oder keine deutliche Beziehung zu bestimmten Speisen haben, können sie auch aus der Liste der Lebensmittel wählen, die am häufigsten als Auslöser gelten (siehe Ende dieses Kapitels).

Nahrungsmittel, die Sie nicht mögen, brauchen Sie nicht zu testen. Das wäre Zeitverschwendung, denn was Sie nicht essen, wird auch keine Unverträglichkeit hervorrufen.

Sobald Sie die **Eliminierungsdiät** begonnen haben, dürfen Sie das Testmittel in keiner Form mehr zu sich nehmen. Auch kleine Mengen sind verboten.

Nehmen wir an, Sie wollen wissen, ob Sie auf Schweinefleischprodukte reagieren. Das heißt, dass Sie während der nächsten zwei Wochen auf jedes Nahrungsmittel verzichten müssen, dass in irgendeiner Form Schweinefleisch enthält. Schlagen Sie unter "Nahrungsmittel, die Schweinefleisch enthalten" nach. Sie werden erstaunt feststellen, dass Sie mehr als Wurst vermeiden müssen.

Lesen Sie Etiketten. Wenn die Beschriftung eines Lebensmittels nicht klar ist, müssen Sie zu einem eindeutig deklarierten Produkt greifen. Am besten ist es, wenn Sie nur einfache, unverfälschte Nahrungsmittel essen.

Die **Eliminierungsdiät** erfüllt erfolgreich ihren Zweck, wenn Ihr Körper dem Testmittel für zwei Wochen total entfremdet wird. Wenn Sie Ihren Körper mit dem Testmittel wieder konfrontieren, wird ihr Körper den Schadstoff, das Allergen, leichter erkennen, eine deutliche Reaktion wird erfolgen.

Was passiert, ist einfach. Ihr Körper erkennt, dass die Nahrungsmittelaufspaltung nicht richtig vollzogen wurde. Ungenügend aufgespaltene Moleküle werden von Ihrem Körper als Fremdkörper betrachtet, und Ihr System versucht sich zu wehren. Diese Reaktion kann innerhalb von 20 Minuten, nach einigen Stunden oder auch erst am nächsten Tag deutlich werden. Wenn während der nächsten 24 bis spätestens 48 Stunden keine Symptome auftreten, haben Sie das Nahrungsmittel toleriert.

Während der Testperiode sollten Sie auf Einladungen oder Restaurantbesuche verzichten, dann werden Sie nicht unnötig in Versuchungen geführt.

Die Fastenkur

Sollten Sie Zweifel hegen, ob sich die Fastenkur auch für Sie eignet, fragen Sie Ihren Arzt oder Heilpraktiker. Eine gründliche Untersuchung, inklusive Blutzuckermessung, vor Beginn der Kur wäre ratsam.

Planen Sie zur Fastenkur ein langes Wochenende oder Ferientage ein und beginnen Sie abends. Lassen Sie das Abendessen ausfallen und trinken Sie stattdessen viel Wasser. Vor dem Zubettgehen trinken Sie ein Glas Rote Bete oder Karottensaft mit 3 Tropfen Leinsamen oder Distelöl, und nehmen zusätzlich Magnesium. (Fragen Sie Ihren Arzt oder Apotheker nach einem geeigneten Präparat.) Dieses einfache Programm fördert Darmfunktionen und reduziert Ihr Hungergefühl.

Je schneller sich Ihr Körper entschlackt, umso schneller verliert sich das Hungergefühl. Er beginnt, seinen Stoffwechsel zu drosseln und bezieht seine Energie nicht mehr aus der Nahrung, sondern aus den körpereigenen Reserven. Bringen Sie diesen Mechanismus nicht durcheinander! Schon ein Teelöffel Zucker in Tee kann Heißhunger produzieren.

Nehmen Sie nichts anderes als Wasser zu sich. Keine Vitamine oder Mineralstoffe, keine Kräuterextrakte oder ähnliche Hilfsmittel. Sobald Sie Hunger verspüren, trinken Sie stilles Mineralwasser.

Sofern Sie Medikamente einnehmen müssen, fragen Sie Ihren Arzt, ob eine Fastenperiode die Einnahme von Pharmazeutika in irgendeiner Weise stört oder ob Sie für die Dauer des Fastens darauf verzichten können.

Sie dürfen während des Fastens auch nicht rauchen. Ideal wäre es, wenn Sie die Fastentage als den Anfang Ihrer Nichtraucherperiode betrachten würden. Denken Sie daran: Rauchen ist nichts anderes als das Inhalieren von Giftstoffen, und Sie wollen sich doch entgiften!

Drei bis fünf Fastentage reichen aus, um Ihren Körper zu entschlacken. Wie Sie sich dabei fühlen, ist nicht zuletzt von Ihrer Bauchspeicheldrüse abhängig. Patienten, die an Unterzuckerung leiden, fühlen sich während der ersten zwei Tage meist geschwächt und sollten sich nicht zu viel vornehmen.

Am schwierigsten ist der zweite und dritte Fastentag. An diesen Tagen werden Sie Hunger und ein ganz deutliches Verlangen nach Ihrem Suchtmittel verspüren, was immer es auch ist. Während dieser Tage treten auch am ehesten Beschwerden auf. Sie erleiden möglicherweise betontere Kopfschmerzen, fühlen sich depressiver oder aggressiver als sonst, werden nervös oder Ihr Rheumaschmerz macht sich verstärkt bemerkbar. Geben Sie nicht auf, bleiben Sie standhaft. Sie leiden an nichts anderem als Entzugserscheinungen.

Lenken Sie sich ab. Entspannen Sie sich oder lesen Sie ein gutes Buch. Der vierte Tag wird garantiert besser!

Je größer Ihre Nahrungsmittelallergie oder -unverträglichkeit ist, umso besser fühlen Sie sich nach dem vierten Tag. Wenn Sie sich wie neugeboren fühlen, leiden Sie ganz sicher unter ausgeprägten Nahrungsmittelunverträglichkeiten. Sie müssen deshalb besonders vorsichtig mit dem Beenden der Fastenkur sein.

Individuelles Testprogramm

Wir rücken Ihren Krankmachern immer näher auf den Leib. Die folgende Liste enthält Nahrungsmittel, die am häufigsten Allergien oder Unverträglichkeiten verursachen. Bevor wir beginnen, sind einige Tipps notwendig, die Fehlinterpretationen verhüten können:

- Zum Austesten sollten möglichst biologische Nahrungsmitteln verwendet werden. Diese enthalten weniger Pestizide und andere chemische Mitteln, die Reaktionen hervorrufen können.
- Meiden Sie Nahrungsmittel, die künstliche Farbstoffe oder Konservierungsmittel enthalten. Auch diese können Reaktionen hervorrufen.
- Meiden Sie Nahrungsmittel, die sich in beschichteten Verpackungen befinden. Diese Beschichtungen sind meist stärkehaltig und können ebenfalls Reaktionen verursachen.
- Testen Sie Nahrungsmittel in ihrer reinsten Form. Nehmen wir an, Sie testen Weizen. Gequollene Weizenflocken, die keinerlei Zucker oder Zutaten enthalten, eignen sich besser als Weißbrot, das zusätzlich Zutaten wie Hefe, Zucker, Eier oder gar Milch enthält. Fragen Sie Ihren Bäcker. Er sagt Ihnen gerne, welches Brot sich am besten eignet und was das jeweilige Produkt enthält.

Wenn Sie nicht wissen, mit welchem Nahrungsmittel Sie das Testprogramm beginnen sollen, dann nehmen Sie das Lebensmittel, das Sie sehr gerne oder häufig essen.

Nahrungsmittel, die häufig Allergien auslösen

A Apfel, Ananas

B Bananen (grüne, die zuhause reifen, sind besser verträglich)
Beerenobst (denn es enthält viel Salizylsäure)
Bohnen und andere Hülsenfrüchte
Buchweizen

E Eier, Erdnüsse

F Fisch wie Lachs,
Fleisch, insbesondere Schweinefleisch

G Gerste, Gewürze

H Hefe

K Kaffee, Kartoffeln, Kirschen, Knoblauch, Kokosnuss,
Kuhmilch und Kuhmilchprodukte

L Lebensmittelfarben

M Mais, Malz, Melonen

N Nüsse (meiden Sie alte, ranzige Nüsse)

P Pilze

R Rohr und Rübenzucker, Roggen

S Schokolade, Schwarzer Tee, Senf, Soja, Spinat

T Tomaten

W Weizen

Z Zitrusfrüchte, Zwiebeln

Tabak, Alkohol und Aspirin lösen vielfach Reaktionen aus. Asthmatiker sollten ihren Arzt fragen, ob Aspirin ausgetestet werden kann. Alkohol ist nicht lebenswichtig und kann zuletzt getestet werden. Am besten verzichten Sie auf alkoholische Getränke.

Die Zubereitung der Lebensmittel

Alle Nahrungsmittel, die nicht roh genossen werden können, sollten lediglich in Wasser gekocht oder gedünstet werden, oder sie werden ohne Zusätze gedämpft, gebraten oder gegrillt. Eier sollten gekocht werden, denn so können Eiweiß und Eigelb getrennt ausgetestet werden.

Achten Sie darauf, dass Zucker aus verschiedensten Rohmaterialien hergestellt wird. Es gibt Rohrzucker, Rübenzucker, Frucht, Mais und Traubenzucker und der Zuckerempfindliche reagiert meist nicht auf jeden Rohstoff.

KAPITEL 11

-

Lebensmittelzusätze, die häufig Allergien auslösen

Kosmetik im Essen

Viele Lebensmittelzusätze können Allergien auslösen. Meiden Sie konservierte, gefärbte oder anderweitig chemisch veränderte Nahrungsmittel. Vor Jahrzehnten erregte der Kinderarzt und Allergologe Dr. Benjamin F. Feingold großes Aufsehen. Seine klinischen Studien demonstrierten, dass künstliche Farb- und Aromastoffe, sowie die in verschiedenen Nahrungsmitteln reichlich vorhandene Salizylsäure das hyperkinetische Syndrom auslösen können. Inzwischen ist weitgehend bekannt, dass Mono Natrium Glutamat, ein Geschmacksverstärker, Migräne und andere Allergiereaktionen auslösen kann. Ich selbst habe damit böse Erfahrungen gemacht und meide deshalb Küchen, die diesen Zusatzstoff verwenden. Dazu gehören leider viele China-Restaurants.

Zusatzstoffe müssen grundsätzlich einem Zulassungsverfahren unterzogen werden. Die Zulassung erfolgt dann, wenn ein Stoff als gesundheitlich unbedenklich oder technologisch notwendig eingestuft wird. Einerseits ist die Beurteilung der gesundheitlichen Unbedenklichkeit sehr schwierig; andererseits können Zusatzstoffe auch dann zugelassen werden, wenn der technologische Nutzen wesentlich höher bewertet wird als das gesundheitliche Risiko. Die Haltbarmachung und Lagerfähigkeit der Nahrungsmittel steht deutlich im Vordergrund. Auch werden große chemische Anstrengungen unternommen, damit das Auge nicht zu kurz kommt. Die Erfahrung der oft beschimpften Industrie ist einfach auf einen Nenner zu bringen: Farbliche Effekte verkaufen Nahrungsmittel. Selbst Obst und Gemüse werden mit chemischen Farbstoffen 'verschönert'.

Solange der Käufer nicht kritischer und anspruchsvoller selektiert, wird die Industrie nicht umdenken. Dass dies jedoch möglich ist, beweisen Vergleiche mit anderen Ländern. Vor zirka 30 Jahren wurde das Färben von Nahrungsmitteln in der Schweiz verboten. Erbsen durften beispielsweise bei der Konservierung nicht mehr mit Kupferverbindungen grüner gefärbt werden. Anfangs ging der Verkauf dieser Dosenerbsen dann auch zurück, doch im Laufe der Jahre hat sich der Schweizer Konsument an die natürliche gelblichgrüne Farbe gewöhnt. Umfragen zeigen, dass der Schweizer heute die stark grüne Farbe der deutschen Konservenerbsen ablehnt. In Schweden wurde die Verwendung von künstlichen Farbstoffen stark eingeschränkt; in Norwegen sind sie völlig verboten. Auch Island und Griechenland kommen ohne diese Farbstoffe aus.

Der Allergiker muss lernen, Etiketten zu lesen. Ideal wäre, wenn er ohne jegliche chemische Zusatzstoffe auskommen könnte, doch das ist heute kaum mehr möglich. Wichtig ist, dass er den hochkonservierten, gefärbten und aromatisierten Nahrungsmitteln fernbleibt. Fertignahrung enthält meist eine Vielzahl chemischer Zusätze und sollte gemieden werden. Das gilt auch für Fertigpizza. Konserven sind, wie der Name verrät, konserviert. Weichen Sie auf Frischgemüse und -obst aus. Jede Nahrung, die sich lange hält, ob das nun Brot, Fleisch, Fisch, Getreide oder Fette sind, wurde chemisch konserviert. Je länger Nahrung sich hält, umso stärker wurde sie konserviert. Bei Farbstoffen verhält es sich ähnlich. Ein Nahrungsmittel, das über lange Zeit hinweg seine Färbung beibehält, ist höchstwahrscheinlich künstlich gefärbt. Denken wir an das Beispiel Erbsen. Ohne grünfärbende Kupferverbindungen verlieren die Erbsen ihre Farbe. Oder nehmen wir Kirschen. Keine natürliche Kirsche gleicht der hochroten Maraschinokirsche.

Nicht alle Zusatzstoffe sind gefährlich. Nicht jeder Allergiker reagiert wie Susan auf den gelben Farbstoff Tartrazin, der bei ihr herzinfarktähnliche Symptome auslöste. Trotzdem ist Vorsicht ratsam. Weichen Sie im Zweifelsfall auf einfache, natürliche und zusatzfreie Nahrung aus. Während des Austestens ist dies absolut wichtig, denn Zusatzstoffe können verschiedenartige Reaktionen auslösen, die Ihre Testergebnisse verunsichern. Beispielsweise konnten viele meiner kleinen Patienten, die angeblich auf Äpfel reagierten, ungespritzte, nichtgewachste Äpfel vertragen. Farbstoffreaktionen können mit Zuckerreaktionen verwechselt werden; Käsereaktionen können in Wirklichkeit durch Natriumnitrit verursacht sein, ein Konservierungsstoff, der nicht nur Fleisch und Wurstwaren zugesetzt wird!

Die folgende Liste ist nur ein Teil der Zusatzstoffe, die in deutschen Nahrungsmitteln erlaubt sind. Ein Großteil der Zusatzstoffe muss mit der genauen Substanzbezeichnung namentlich angegeben sein, oder wird mit Codezahlen, den sogenannten E-Nummern gekennzeichnet. Diese Codierung ist nicht im Interesse des Konsumenten, denn eine Aufschlüsselung ist letztendlich mit Mühe verbunden und erfordert auch Grundkenntnisse, die der Normalbürger nicht haben kann.

Wenn Sie sich über diese 'Volksverdummung' ärgern, wenden Sie sich an die Deutsche Gesellschaft für Ernährung, Verbraucherzentralen (die sie im Telefonbuch finden) oder sogar direkt an die Industrie. Solange die Bevölkerung schweigt und kauft, wird sich nichts ändern. Schreiben Sie auch an das Gesundheitsministerium. Als Wähler haben Sie Einfluss.

Für Allergiker bedenkliche Farbstoffe

In der nachfolgenden Tabelle finden Sie für Allergiker bedenkliche Farbstoffe.

Farbstoffe: getestet und zugelassen, doch für Allergiker bedenklich

E-Nr	Name	Herkunft	Farbe	Vornehmlich in
E102	Tartrazin (gefährdet sind Menschen, die auf Aspirin reagieren)	Synthetisch	zitronengelb	Süßwaren, Eis, Senf, Puddingpulver, Brausen, Kunsthonig, Sirup, Fruchtessenzen
E104	Chinolin (In USA, Australien, Norwegen verboten wegen kontaktallergischer Reaktion)	Synthetisch	gelb	Puddingpulver, Brausen
E110	Gelborange als Allergen eingestuft (Asthma, Hautreaktionen), wovon besonders Menschen mit Aspirinunverträglichkeit betroffen sind. Des Weiteren sind im Tierversuch Nierentumore aufgetreten	Synthetisch	gelborange	Konserve, Zitronenjoghurt, gelbe Käsesorten
E120	Echtes Karmin (Cochenille)	Scharlach-Schildlaus	rot	Konfitüren, alkoholische Getränke z.B. Campari
E122	Azorubin (Nicht ratsam für Menschen, die auf Salicylate und Aspirin reagieren)	Synthetisch	rot	Eis, Süßwaren, Spirituosen, Senf, Knabbergebäck aus Getreide oder Kartoffeln, Pudding, Desserts, Obstweine, Fleisch & Fischersatz aus pflanzlichem Eiweiß, Schmelzkäse, Lachsersatz
E123	Amarant (nicht zu verwechseln mit dem natürlichen Amaranthmehl) In USA wegen seines Allergiepotentials nicht zugelassen	Synthetisch	kirschrot	Pudding, Eis, Liköre
E124	Cochenille A	Synthetisch	rot	Brausen, Süßwaren, Lachsersatz, Fruchtgelees

Farbstoffe: getestet und zugelassen, doch für Allergiker bedenklich

E-Nr	Name	Herkunft	Farbe	Vornehmlich in
E127	Erythrosin	Synthetisch	rosa	Eis, Konservenfrüchte,
(wirkt erbgutverändernd im Bakterienversuch. Während Schwangerschaft meiden)				
E142	Brillantsäuregrün	Synthetisch	Grün bis blau	Süßwaren
(wirkt erbgutverändernd im Bakterienversuch. Während Schwangerschaft meiden)				
E151	Brillantschwarz	synthetisch	schwarz	Süßwaren, Lakritze, Soßen, deutscher Kaviar
E153	Kohlenschwarz	Aus Verkohlen von Knochen, Pflanzen, Erdgas	schwarz	Wachsüberzüge z.B. bei Käse
E160b	Bixin Annatto	Orleansstrauch (Bixa orellana)	orange	Käse, Margarine, Bonbons, Knabbergebäck, Schmelzkäse, Wursthüllen

Für Allergiker bedenkliche Konservierungsstoffe

In der nachfolgenden Tabelle finden Sie für Allergiker bedenkliche Konservierungsstoffe.

Konservierungsmittel: getestet und zugelassen, doch für Allergiker bedenklich

E210, E213	Benzoesäure und deren Salze (Benzoate)	synthetisch	Hautausschlag, Atembeschwerden , beeinrächtiges Sehvermögen inbes. bei Aspirinempfindlichkeit	Mayonnaisen, Marinaden, Salaten, Gemüse & Obstkonserven, Honig, Joghurt, Sauermilch, Oliven
E220, E227	Schwefeldioxid und seine Verbindungen	synthetisch	Asthma, Kopfschmerz, Übelkeit, Durchfall	Wein, Trockenfrüchten, Kartoffelerzeugnisse, Meerrettich & Spargelkonserven
E230	Biphenyl	synthetisch		Oberflächenbehandlung von Früchten
E231	Orthophenylphenol	synthetisch		Wie E230
E232	NaOrthophenylphosphat	synthetisch		Wie E230
E233	Thiabendazol	synthetisch	Bildung von krebserregenden Nitrosaminen	Wie E230
E250	Natriumnitrit	synthetisch		Fleisch, Käse, Fischprodukte
(Dieser Stoff entwickelt sich auch bei längerem Stehen und Warmhalten von Gemüse.)				
E251	Natriumnitrat	synthetisch		Fleisch, Käse, Fischprodukte
E252	Kaliumnitrat	synthetisch		Fleisch, Käse, Fischprodukte
E280, E283	Propionsäure & Propionate	synthetisch	Im Tierversuch krebserregend	Schnittwaren, Backwaren

Aromastoffe müssen als solche deklariert werden, doch sind die aufgeführten Bezeichnungen oft irreführend. Deshalb die folgenden Erklärungen:

- Natürliche Aromastoffe sind aus natürlichen Ausgangsstoffen gewonnen. So wird z.B. das Zitronenaroma aus echten Zitronen hergestellt.
- Naturidentische Aromastoffe oder künstliche Aromastoffe sind synthetisch hergestellt. Glutamate gehören in diese Kategorie und obwohl sie seit Jahrhunderten in der orientalischen Küche Verwendung finden, werden sie immer häufiger zu Allergieauslösern. Die Menge, mit der wir heute konfrontiert werden, ist sicher dafür verantwortlich.

Phosphorsäure und Phosphate sind allgemein Hilfsmittel bzw. Zusatzstoffe, die in der Nahrungsmittelverarbeitung vielfach Verwendung finden. Sie verbergen sich hinter den Code-Nummern E338 bis E341 und E450a-c. Phosphate werden allgemein als

Schmelzmittel verwendet, insbesondere bei der Herstellung von Schmelzkäsen und als Kuttermittel bei der Verarbeitung von Fleisch zu Brühwurst.

Phosphate sind allgemein nicht gefährlich. Phosphate werden leicht abgebaut und sind am Aufbau der Erbsubstanz, der Nukleinsäuren, beteiligt. Phospholipide sind Bestandteile der Zellmembranen.

Phosphate sind nur dann ein Problem, wenn das Calcium/Phosphorgleichgewicht gestört ist. Die Ursache der Hyperkinetik ist nicht eine Phosphorüberlastung oder Phosphatempfindlichkeit ist, sondern eine Calciumunterversorgung. Der latente Calcium/Magnesiummangel, häufig erschwert durch Kuhmilch oder andere Nahrungsmittelunverträglichkeiten, führt zu einer Überreizbarkeit des Muskel und Nervensystems, was wiederum das hyperkinetische Syndrom auslösen kann. Sobald die Calcium/Magnesiumversorgung ausreichend ist, kann der Patient phosphatreiche Nahrung wieder besser vertragen.

Kuhmilchprodukte sind phosphatreich. Außerdem werden bei der Herstellung von Schmelzkäse und Kondensmilch zusätzlich Phosphate zugesetzt. Der kuhmilchempfindliche und calciumarme Patient wird auf diese Weise doppelt gestört. Vorsicht ist angebracht, ganz besonders während dem Austesten von Nahrungsmitteln. Kuhmilchreaktionen können fälschlicherweise als Phosphatreaktionen interpretiert werden, oder umgekehrt können Phosphatreaktionen auf Grund der Calciumunterversorgung auftreten.

Der Expositions- oder Provokationstest

Sie haben gefastet oder ein Nahrungsmittel für zwei Wochen aus Ihrem Speiseplan eliminiert. Nun ist es soweit. Halten Sie sich an die folgenden Hinweise, und Sie erfahren endlich, ob eine Nahrungsmittelunverträglichkeit besteht. Bevor Sie mit dem Austesten beginnen, sollten Sie sicher sein, dass Ihr Arzt mit dem Austesten einverstanden ist und dass jemand in Ihrer Nähe oder schnell erreichbar ist. Die Erfahrung zeigt zwar, dass Hilfe äußerst selten notwendig ist, aber wenn Sie von deutlichen Allergien oder Krankheitsproblemen geplagt werden, sollten Sie sichergehen.

1. Wählen Sie das erste Testmittel aus und tragen Sie es in Ihr Testprotokoll ein (siehe Muster).
2. Entspannen Sie sich in den nächsten fünf Minuten. Danach messen Sie Ihren Puls eine Minute lang. Notieren Sie Ihre Pulsfrequenz. Sie sollte bei etwa 70 Schlägen pro Minute liegen.
3. Essen Sie nun eine bis vier Portionen der Testsubstanz. Essen Sie nicht länger als 15 Minuten. Notieren Sie die Uhrzeit und entspannen Sie sich während der nächsten halben Stunde.
4. Kontrollieren Sie Ihre Pulsfrequenz zwei Stunden lang im Abstand von je 30 Minuten. Notieren Sie die Ergebnisse.

Bis sich erste Symptome bemerkbar machen, vergehen im Allgemeinen 20 Minuten bis zwei Stunden. Bei Sofortreaktionen kann die Reaktion, wie der Name schon sagt, sehr schnell eintreten. In seltenen Fällen erfolgt sie später als vier Stunden nach der Zufuhr des jeweiligen Allergieauslösers.

Ein erstes Zeichen ist das Ansteigen oder Absinken der Pulsfrequenz. Fällt oder steigt diese um mehr als 20 Prozent, so spricht man von einer charakteristischen Reaktion. Erst danach treten die für den Patienten typischen Nahrungsmittelreaktionen ein. Dies können Kopfschmerzen oder Benommenheit, Gelenkschmerzen, hyperaktives oder depressives Verhalten und vieles mehr sein.

Der Allergologe Dr. Mandell empfiehlt, alle halbe Stunde eine Schriftprobe durchzuführen, denn allergische Reaktionen wirken sich auch recht eindrucksvoll auf die Schreib- und Zeichenfähigkeit aus. Probieren Sie es selbst aus. Schreiben Sie vor Testbeginn eine Zeile und wiederholen Sie diese Schriftprobe, nachdem Ihre Pulsrate sich verändert hat. Das Experiment spiegelt das Auf und Ab ihres Zustandes wider.

Testprotokoll

Name: ______________________________

Testdatum + Datum	Testprodukt	1. Puls-frequenz	1. Schrift-probe	2. Puls-frequenz	2. Schrift-probe	3. Puls-frequenz	4. Puls-frequenz	Aufgetretene Symptome

So stoppen Sie heftige Reaktionen

Sobald sich Ihre Pulsrate wesentlich verändert, ist eine deutliche Nahrungsmittelreaktion zu befürchten. Wenn es den Anschein hat, dass die Reaktion zu heftig verläuft, sollte man entsprechend eingreifen. Man tut dies, indem man die typische Übersäuerung abfängt, die bei allergischen Reaktionen eintritt.

Mischen Sie einen Teelöffel Natron (Natriumbikarbonat) und einen halben Teelöffel Calciumkarbonat mit einem Glas Wasser und trinken Sie dieses harmlose Getränk, es schmeckt nicht gut, ist aber in der Lage, allergische Reaktionen im Zaum zu halten.

Trinken Sie zusätzlich viel Wasser. Zum einen werden Sie den Karbonatgeschmack los, andrerseits hilft es Schadstoffe auszuschwemmen.

Essen Sie wenig, je geringer die organische Belastung, umso schneller erholt sich Ihr System. Ruhen Sie sich aus und überschlafen Sie die Attacke. Zu viel mehr wird es ohnehin nicht reichen.

Wie geht es weiter?

Der Provokationstest identifizierte einen Allergieauslöser, der Ihnen das Leben schwermacht. Wenn Sie weitertesten wollen und können, sollten Sie sich für den Rest des Tages nichts mehr vornehmen. Trinken Sie weiter viel Wasser und fasten Sie. Ihr Körper hat die Pause verdient. Wenn Sie nicht weiter austesten wollen, halten Sie sich an die Eliminierungsdiät und meiden Sie in jedem Fall das identifizierte, für Sie gefährliche Nahrungsmittel. Wenn Sie sich am nächsten Tag entsprechend wohl fühlen, können Sie Ihren Körper weiter "provozieren".

Angenommen, Sie haben im ersten Versuch Weizen getestet und darauf reagiert. Das Nahrungsmittel, das als nächstes getestet wird, sollte kein Getreide wie Roggen sein. Die Chance, dass Sie auch auf dieses dem Weizen verwandte Nahrungsmittel reagieren, ist nämlich sehr hoch. Die folgende Liste der aufgeführten Nahrungsmittelfamilien verdeutlicht die Zusammenhänge.

Wählen Sie sorgfältig das nächste Testmittel. Lassen Sie sich dabei ruhig von Ihrem Instinkt leiden. Wenn Sie gerne Erdbeeren essen, testen Sie Erdbeeren. Sofern Sie Heißhunger auf eine Banane haben, können Sie Ihre Reaktion ermitteln.

Wichtig ist, dass Sie ehrlich mit sich selber sind. Je schwerer es Ihnen fällt, auf irgendetwas zu verzichten, umso größer ist Ihre Abhängigkeit. Sind Sie ehrlich zu sich selbst. Denken Sie daran: Kein Arzt der Welt kann Ihnen die Selbstverantwortung abnehmen, und niemand kennt Ihren Körper besser als Sie selbst. Es ist höchste Zeit, dass Sie auf die Hilferufe Ihres Körpers achten.

Nahrungsmittelfamilien

In der folgenden Liste sind Nahrungsmittel in sogenannte Familien gruppiert. Das Fettgedruckte bezeichnet die "Familie"; die darunter aufgeführten Nahrungsmittel sind miteinander "verwandt".

Banane
(alle Bananensorten)

Buchweizen
Buchweizen, Rhabarber, Kastanien

Distelgewächse
Artischocken, Salat (Kopf, Eisberg, Endivien, Chicorée, Lollo rosso etc.), Distelöl, Sonnenblume (Kerne, Öl, Margarine)

Ananas
alle Sorten und Zubereitungen

Fisch
alle Arten von See und Süßwasserfischen

Geflügel
Eier, Ente, Fasan, Gans, Huhn, Truthahn, Wachtel

Gräser
Bambus, Gerste (Graupen, Malz), Hafer, Mais, Reis, Roggen, Weizen, Zuckerrohr

Heidegewächse
Heidelbeere, Preiselbeere

Hülsenfrüchte
Alfalfa (Luzern), Akazien (auch Honig), Bohnen (alle Sorten), Johannisbrot, Erbsen, Erdnüsse, Lakritz, Linsen, Sojabohnen und -produkte

Kaffee
alle Sorten

Kakao und Kolapflanzen
colahaltige Getränke, Kakao, Schokolade

Kreuzblütler
Anis, Dill, Fenchel, Kümmel, Möhren, Pastinaken, Petersilie, Sellerie

Kreuzdorn
Trauben, Rosinen, Sultaninen, Korinthen, Traubenweine

Kürbis
Salat und Gewürzgurke, Melonen (alle Sorten)

Liliengewächse
Knoblauch, Lauch, Schnittlauch, Schwarzwurzel, Spargel, Zwiebel

Lorbeergewächse
Avocado, Lorbeer, Zimt

Malvengewächse
Baumwollsaatöl, Okra

Nachtschattengewächse
Auberginen, Basilikum, Cayennepfeffer, Kartoffeln, Majoran, Oregano, Paprika, Pfeffer, Pfefferminz, Salbei, Tabak, Thymian, Tomaten

Orchideengewächse
Vanille

Palmen
Datteln, Kokosnuss, Sago

Pilze
Bäckerhefe, Bierhefe und andere Hefesorten, Speisepilze (alle Sorten)

Rosengewächse
Apfel, Aprikose, Birne, Brombeere, Erdbeere, Himbeere, Johannisbeere, Kirsche, Mandeln, Pflaume, Pfirsich

Rüben
Mangold, Rote Beete, Spinat, Zuckerrübe

Säugetiere
Hammel, Kalb, Lamm, Rind, Milchprodukte, Schwein, Wild

Schalentiere
Hummer, Krabben, Krebse, Muscheln, Langusten, Tintenfische

Senfgewächse
Blumenkohl, Broccoli, Chinakohl, Grünkohl, Kohlrabi, Meerrettich, Radieschen, Rettich, Rosenkohl, Rotkohl, Weißkohl

Sumachgewächse
Cashewnüsse, Pistazien, Sesam, Mango

Walnuss
Walnuss und Pekannuss

Zusammenfassung des Testprotokolls:

- Wählen Sie ein Nahrungsmittel für den Eliminierungs- und den folgenden Provokationstest aus
- Holen Sie sich das Einverständnis Ihres Arztes ein
- Fasten Sie vier bis fünf Tage, oder meiden Sie das zu testende Nahrungsmittel für 2 Wochen
- Bereiten Sie das Protokoll soweit wie möglich vor
- Während des Provokationstests sollten Sie nicht allein sein.
- Wenn Sie allein sind, halten Sie die Telefonnummer Ihres Hausarztes, des Notarztes oder von Freunden bereit
- Vergewissern Sie sich, dass die Karbonatmischung bereit liegt.
- Bereiten Sie das Testnahrungsmittel zu und stellen Sie es neben Ihrer Couch oder einem bequemen Sessel ab.
- Setzen Sie sich, entspannen Sie sich fünf Minuten lang und messen Sie Ihren Puls. Tragen Sie die Pulsfrequenz ins Protokoll ein.
- Essen Sie ein bis vier Portionen des Testnahrungsmittels. Essen Sie aber nicht länger als 15 Minuten.

- Messen Sie Ihren Puls während der nächsten zwei Stunden im 30minütigen Abstand und protokollieren Sie die Ergebnisse. Eine Frequenzänderung um mindestens 20% (schneller oder langsamer als der Ausgangswert) reflektiert eine Allergiereaktion.
- Sobald eintretende Symptome drohen massiv zu werden, trinken Sie das Bikarbonat-Gemisch. Wenn sich die Symptome innerhalb einer halben Stunde nicht bessern, nehmen Sie eine zweite Dosis. Notfalls rufen Sie einen Arzt.
- Tritt keine Reaktion auf, können Sie am nächsten Tag eine weitere Substanz austesten. Wenn jedoch nach dem Provokationstest eine Reaktion verzeichnet wurde, sollten Sie sich wenigstens einen Tag Pause gönnen.
- Wählen Sie die nächste Testsubstanz aus einer anderen Familie, damit Sie Ihren Körper nicht unnötig überfordern.

KAPITEL 12
-
Die optimale Ernährung

Die optimale Diät versorgt den Körper nicht nur ausreichend, sondern den individuellen Bedürfnissen entsprechend. Das heißt, man deckt nicht nur den Mindestbedarf, man versorgt den Körper mit der Menge eines Nährstoffes, die er benötigt, um gesund zu werden und Spitzenleistungen zu erbringen.

Vergleichen wir das Immunsystem mit einem Rennauto. Um eine optimale Leistung zu erzielen, braucht es mehr Sprit und Öl als ein Mittelklassewagen. Reitstallbesitzer wissen längst, dass dem Rennpferd eine optimale Nährstoffversorgung zu Hochleistungen verhilft. Ähnlich verhält es sich mit Spitzensportlern. Je mehr Aufmerksamkeit sie den individuellen Bedürfnissen schenken, umso höher ist die Leistungssteigerung.

Der Normalbürger ist keine Ausnahme. Auch er ist von der Nährstoffversorgung abhängig, und je optimaler diese ist, umso größer ist sein Energiepotential; umso besser ist seine Gesundheit.

Die Deutsche Ernährungsgesellschaft berücksichtigt das nicht. Ihren Anschauungen nach, braucht jeder erwachsene Mensch die gleiche Menge Zink oder Vitamin C. Tiere, das wurde längst vielfach bestätigt, verändern ihre tägliche Vitamin C Produktion, je nach Stressforderung. Nun hat der Mensch die Fähigkeit verloren, Vitamin C selbst zu produzieren. Dass jedoch auch seine Anforderungen, je nach Stresslage variieren, wird ignoriert.

Vitamin C hat Antihistaminfunktionen. Eine optimale Vitamin C Zufuhr kann somit die allergieauslösenden Histamine in Schach halten. Das Gleiche gilt für Kalzium. Wozu also Medikamente, wenn es mit Nährstoffen auch geht!

Unter einer gesunden Ernährung verstehen die meisten Menschen Vollkorn. Man orientiert sich an Bircher-Benner, Bruker, Kollath oder Schnitzer, doch in der Allergiebehandlung ist es damit nicht getan. Körner werden nicht von jedem vertragen, und die gesunde Milch frisch von der Kuh ist nicht jedem zuträglich.

"Ein Apfel pro Tag hält Dir den Arzt vom Leib" sagt ein amerikanisches Sprichwort. Auch dieser wohlgemeinte Rat trifft nicht immer zu, wobei ich nicht bestreite, dass Äpfel gesund sind. Viele Kinder reagieren auf Äpfel. Selbst unsere Tochter musste mit diesem Obst sehr vorsichtig umgehen. Aß sie davon zu häufig, bekam sie Kopfschmerzen. Auf biologisch angebaute Äpfel reagierte sie allerdings kaum.

Ein Grund mag sein, dass bei den neueren Apfelsorten Polyphenole heraus gezüchtet werden, damit sie nicht braun werden und weniger säuerlich schmecken. Der folgende Link gibt ausführlichere Informationen zu diesem Thema: http://www.hs-owl.de/hsnews/news/newdetail/news/aepfel-geniessen-trotz-apfelallergie-alte-sorten-koennen-die-loesung-sein/1.html

Verträglichere Apfelsorten hat der BUND-Lemgo auf seiner Webseite zusammengestellt:
http://www.bund-lemgo.de/apfelallergie.html

Bananen verursachten ein Anschwellen der Lippen und Augen, Geschmacksverstärker produzierten Kopfschmerzen und aggressives Verhalten, das nach geraumer Zeit von Depressionen und einem großen Schlafbedürfnis abgelöst wurde. Erdnussbutter führte zu Wasserablagerungen in den Geweben und Gewichtsschwankungen. Käsepizza löste Asthmasymptome aus und Schlafmittel wie der einfache Baldrian führten zu Übererregbarkeit und Halluzinationen. Inzwischen bleibt sie von den obig genannten Reaktionen weitgehend verschont. Geschmacksverstärker meidet sie nach wie vor.

Vitamin C Gaben verhüten Erkältungen und Magnesium sorgt für guten Schlaf. Meine Tochter lernte früh ohne Medikamente auszukommen; versteht ihren Körper und dessen Signale. Sie weiß auch, wie gut sie sich fühlen kann. Heute versteht und akzeptiert sie die Konsequenzen, mit denen sie zu rechnen hat, wenn sie zu häufig sündigt.

Weshalb Festtage meist Krankentage sind

Die meisten Lehrer wissen, dass der Schulbesuch nach den Feiertagen häufig zu wünschen übrig lässt. Viele berichten, dass sich Kinder nach der Pause aggressiv verhalten und schwer zu bändigen sind. Dieses Verhalten kann auf das Naschen von Süßigkeiten oder den Genuss colahaltiger Getränke zurückgeführt werden.

Nahrungsmittelreaktionen werden auch von gesunden Nahrungsmitteln ausgelöst, somit würde ich ein Kind niemals zum Essen zwingen. Verhungert ist noch niemand in einer Küche mit halbwegs gut gefülltem Kühlschrank. Wenn Ihr Kind nicht essen mag, ist es entweder nicht hungrig oder es hat eine Abneigung gegen die vorgesetzte Nahrung. Vielleicht hat es sogar gute Essinstinkte und mag den Braten nicht weil es instinktiv weiß, dass es sich danach nicht wohl fühlt. Zwingen Sie Ihr Kind nicht. Wenn es Hunger hat, wird es schon essen. Bieten Sie ihm dann nur vollwertigen Ersatz an, Schleckereien wären falsch.

Viele Kinder mögen Gemüse nicht. Vor allem Spinat oder Broccoli werden häufig abgelehnt. Akzeptieren wir das. Zwingen Sie niemandem Ihren Willen auf. Es gibt genügend andere Gemüse, und wenn ein Mensch alle Sorten ablehnt, liegt es vielleicht an der Art der Zubereitung. Viele Kinder mögen gekochte Karotten oder Blumenkohl nicht. Versuchen Sie es roh. Kochen muss nicht immer sein.

Nach den Feiertagen rechnen Firmen damit, dass ein hoher Prozentsatz der Angestellten und Arbeiter wegen Krankheit ausfallen. Arztpraxen sind zu dieser Zeit überlaufen, denn Erkältungen treten vermehrt auf, egal ob das Wetter gut oder schlecht war.

Nachdem an Festtagen sehr gut und sehr viel gegessen wird, kann eine Nahrungsmittelunterversorgung nicht schuld sein. Das Gegenteil ist der Fall. Das zu reichliche Essen verursacht ein verstärktes Auftreten der Nahrungsmittelunverträglichkeiten. Allergiesymptome treten zu diesen Zeiten besonders deutlich auf.

Übrigens muss Fleisch und Fisch nicht unbedingt Bestandteil eines Festessens sein. Man muss an solchen Tagen auch nicht stundenlang in der Küche stehen. Es geht tatsächlich auch anders.

Vor Jahrzehnten, als ich von Frau Ruth Kunz-Bircher, der Tochter des legendären Dr. Max Bircher-Benner, nach Zürich eingeladen wurde, lernte ich das Geheimnis der über achtzigjährigen Dame kennen: Sie kocht selten. Als Vegetarierin ernährt sie sich vornehmlich von frischem Obst, Gemüse und Müsli. Eine derartige Kost ist nährstoffreich und erfordert wenig Zeit und Mühe. Absolut in meinem Sinne!

Allergiereduzierende Nährstoffe

Bereits 1960 sagte der bekannte New Yorker Arzt Dr. Frank G. Bourdreaux, dass die richtige Anwendung von Nährstoffen eine größere medizinische Revolution hervorrufen würde als Pasteur's Entdeckung der Mikroorganismen. Nobelpreisträger wie Dr. Roger Williams und Dr. Linus Pauling teilten die Meinung, dass eine optimale Ernährung Krankheitsprozesse verkürzen und sogar verhindern kann. Dr. John Ellis aus Mount Pleasant, Texas erzielte erstaunliche Erfolge in der Behandlung arthritischer Erkrankungen. Sein Wundermedikament: Vitamin B6! Der Engländer Dr. E. Barton-Wright demonstrierte wie die Zufuhr von 25 bis 50mg des B-Vitamins Pantothensäure einen Großteil rheumatischer Erkrankungen heilte. Dr. Williams berichtet sogar, dass dieses Vitamin die Heuschnupfenprobleme eines seiner Studenten sofort kurierte.

Der Mediziner Dr. William H. Philpott, bekannt durch seine Erfolge in der Allergiebehandlung, ist ein Verfechter der "Optimalen Ernährung." Mit diesem Begriff bezeichnet man heute die individuelle Ernährung, d.h. einen Speiseplan, der auf die Bedürfnisse des Einzelnen zugeschnitten ist.

Die Wechseldiät ist der erste Schritt in diese Richtung. Der zweite ist die Ausarbeitung eines individuellen Nährstoffprogramms. Dazu gehört die Darmreinigung und Entgiftung. Erst danach kann die individuelle Zufuhr von Nährstoffen erfolgreich sein.

Ein mit der Nährstofftherapie (auch Orthomolekular Therapie genannt) vertrauter Arzt oder Heilpraktiker kann Ihnen bestätigen, dass die individuelle und ausreichende Nährstoffversorgung unseres Zellhaushaltes gesundheitsfördernd wirkt, und besonders wichtig bei der Behandlung von Allergien ist. Vitamin C für Darmreinigung und Schadstoffentlastung.

Vitamin C für die Darmreinigung und Schadstoffentlastung

Der chronisch darmverstopfte Patient hat beides besonders nötig, eine Darmreinigung wie auch eine Schadstoffentlastung. Patienten, die an chronischem Durchfall leiden, können dagegen auf eine Darmreinigung verzichten. Normalerweise braucht der zu Durchfall neigende Patient nicht viel mehr als eine allergenfreie Diät und eine deutlich erhöhte Nährstoffzufuhr. Entsprechende Probiotika helfen zusätzlich. Stress B Vitamine sind besonders wichtig. Wenn Sie zu Durchfall neigen, können Sie den folgenden Abschnitt überspringen.

Eine ausreichende Magnesiumzufuhr kann zur Beseitigung einer chronischen Stuhlverstopfung beitragen, und ein regelmäßiger und normaler Stuhlgang ist der erste Schritt zur Ankurbelung des Entgiftungsprozesses.

Der Vitamin C Stoß kann ebenfalls hilfreich sein. Durch diese vorübergehend hohe Vitamin C Zufuhr wird Durchfall ausgelöst. Es werden auch für kurze Zeit alle Körperzellen mit Vitamin C gesättigt, was zu einer Steigerung der Abwehrkräfte führt.

Linus Pauling hat nachgewiesen, dass Vitamin C den Zellabbau verzögert. Vitamin C produzierende Tiere haben die Fähigkeit ihre Vitamin C Produktion den jeweiligen Anforderungen anzupassen. Ist z.B. ein Tier irgendwelchen Erregern ausgesetzt, erhöht es deutlich seine Vitamin C-Synthese. Rechnet man die Vitamin C Produktion der Ziege auf das Körpergewicht des Menschen um, so würde das einem Bedarf von 13 Gramm pro Tag entsprechen! Linus Pauling nahm täglich 18 Gramm Vitamin C zu sich. Im Alter von 91 Jahren war er ein noch immer ein dynamischer Referent! Er starb 1994 im Alter von 93 Jahren.

Die für den Erwachsenen empfohlene tägliche Dosis von 60-100mg Vitamin C nimmt sich recht mager aus. Allerdings verhütet diese Mindestmenge nur akute Mangelerscheinungen! Eine ausreichende Gesundheit ist mit dieser von der Deutschen Gesellschaft für Ernährung (DGE) festgelegten Mindestmenge nicht gewährleistet; für eine optimale Gesundheit reicht sie nicht annähernd aus.

In der heutigen, präventivorientierten Zeit sollte sich die Medizinwissenschaft und Naturheilkunde mit derartigen Empfehlungen nicht mehr zufrieden geben. Eine vom US Staat finanzierte epidemiologische Studie untersuchte 11.348 Erwachsene im Alter von 25 bis 74 Jahren. Die Untersuchung erstreckte sich auf die Jahre 1971 bis 1984. Männer, die am meisten Vitamin C einnahmen, hatten eine 42% niedrigere Sterbensrate als Männer mit einer geringen Vitamin C Zufuhr. Bei Frauen ist dieser Vitamin C Effekt wesentlich weniger deutlich. Im Vergleich mit Frauen, die eine sehr geringe Vitamin C Zufuhr verzeichneten, hatten Frauen mit der höchsten Vitamin C Einnahme nur eine 10% reduzierte Sterbensrate. Das heißt, die erhöhte Vitamin C Zufuhr steigerte die Lebenserwartung der Frauen um ein Jahr, die der Männer um sechs Jahre! Die kontrollierten Vitamin C Gaben wurden zur Hälfte aus der Nahrung erhalten; der Rest wurde supplementiert. Als "relativ hohe" Gaben galten 300-400mg pro Tag, wogegen 50mg pro Tag als Vergleichswert galten. Diese "niedrige" oder geringe Zufuhr liegt nur wenig unter der empfohlenen Tagesdosis der DGE.

Zurück zur Darmreinigung und Giftentlastung. Die Durchführung der Vitamin C-Stoß-Therapie für Erwachsene ist einfach. Geben Sie einen Teelöffel Ascorbinsäure in 1/2 bis 1 Glas Wasser. Trinken Sie dieses Getränk auf einmal aus und wiederholen Sie diese Prozedur mit der gleichen Vitamin C Menge alle 30 Minuten. Sobald Durchfall eintritt, hören Sie auf.

Für Magenempfindliche ist dieses sehr saure Getränk möglicherweise nicht geeignet. Sie sollten beim Apotheker nachfragen, ob stattdessen Calciumascorbat oder Natriumascorbat verfügbar ist.

Trinken Sie weiter viel Wasser und gönnen Sie sich Ruhe. Sie werden höchstwahrscheinlich schon während der Vitamin C Zufuhr eine Besserung Ihrer

Allergieprobleme bemerken. Dies bedeutet, dass eine Entgiftung stattfindet und die Sauerstoffversorgung Ihres Körpers besser funktioniert.

Wie viel Vitamin C zur Stoßtherapie notwendig ist, kann vorweg nicht festgestellt werden. Allgemein tolerieren 80% der gesunden Bevölkerung 5 bis 10 Gramm Vitamin C. Im Krankheitsfall steigt die "Darmtoleranz" (=Schwelle, an der Durchfall auftritt) steil an und es wird mehr Vitamin C benötigt. Nach Dr. Albert F. Cathcart ist die Menge, die zu Durchfall hervorzurufen, proportional zur Schwere der Erkrankung.

Überschreiten Sie die Vitamin C-Toleranzgrenze nicht allzu häufig. Auch Durchfall kann den Darm unnötig belasten. Vorsicht ist angebracht. Besprechen Sie sich mit Ihrem Arzt oder Heilpraktiker, ob und wann Sie den Test durchführen können. Patienten, die an Nierenerkrankungen leiden oder zur Nierensteinbildung neigen, sollten diesen Test nicht durchführen, oder nur dann, wenn der Arzt oder Heilpraktiker sein Einverständnis gegeben hat.

Wichtige Mineralstoffe und Spurenelemente

Die Vitamin C Sättigung erhöht die Zellmobilität und fördert den Zellstoffwechsel. Giftige Schwermetalle werden besonders leicht aus dem System geschwemmt und können durch lebensnotwenige Mineralstoffe und Spurenelemente ersetzt werden. Ihr Körper ist jetzt besonders aufnahmefähig. Ihr individuelles Nährstoffprogramm sollte jetzt begonnen werden; der erwünschte Erfolg wird dann besonders schnell erzielt.

Wenn Sie bereits eine Haarmineralien Analyse durchgeführt haben, erhielten Sie Aufschluss über vorhandene Gewebemängel und -belastungen. Wie sich die jeweiligen Mineralstoffe und Spurenelemente auf das Allergiegeschehen in Ihrem Körper auswirken, zeigt die folgende Aufstellung:

KALZIUM (Ca)
Dies ist ein wichtiges Mineral in der Allergiebehandlung. Von allen Mineralstoffen wird es vom Körper oft und in großen Mengen benötigt. Zwar befindet sich Kalzium in vielen Nahrungsmitteln, aber gerade Allergiker und Patienten mit Nahrungsmittelunverträglichkeiten haben Schwierigkeiten diesen wichtigen Mineralstoff ausreichend zu verwerten. Dies ist ganz besonders der Fall bei Magen und Darmschwäche.

Bei Laktoseintoleranz oder Milchunverträglichkeit kommt es leicht zu einem Mangel, der weiter durch Bewegungsarmut wie auch eine fett- und eiweißreiche Diät schnell verschlimmert wird. Zusätzlich ist der Kalziumhaushalt besonders bei Nebenschilddrüsenschwäche, Schilddrüsenunterfunktion und ungenügender Östrogenproduktion geschwächt. Bewegungsarme Frauen über vierzig sind häufig kalziumunterversorgt.

Kalziummangelerscheinungen machen sich eher schleichend bemerkbar. Erste Anzeichen einer ungenügenden Versorgung sind Verdauungsbeschwerden, Energielosigkeit und Nervosität, denn die Kalziumionen regeln die Übertragung von Nervenimpulsen. Sinkt der Kalziumspiegel, wird das Nervensystem übererregbar. Schlafstörungen treten auf und nächtliche Muskelkrämpfe treten auf.

Der kanadische Stressforscher Dr. Hans Selye veröffentlichte eine interessante Forschungsarbeit. Deren Ergebnisse zeigten, dass von Frauen verübte

Gewaltverbrechen vorwiegend in der prämenstruellen Periode ausgeführt werden, und zwar wenn der Kalziumspiegel besonders niedrig ist! Wenn Sie somit vor Ihrer Periode emotionell überreagieren, sollten Sie an Kalzium denken.

Eine ausreichende Kalziumzufuhr schützt außerdem vor Blei und reduziert dessen Zellgiftigkeit, bestätigten Forscher der Universität Zagreb. Blut-Kalzium und Blut-Bleiwerte von Frauen, die in verschiedenen Regionen unter ähnlichen Bedingungen lebten, wurden untersucht. Die ernährungsbedingte Kalziumzufuhr der in Region A lebenden Frauen betrug 940mg/Tag; Blut-Bleiwerte waren mit 69mcg/L niedrig. Die Frauen der Region B hatten eine wesentlich geringere Kalziumzufuhr, nämlich 450mg/Tag und zeigten wesentlich höhere Blutwerte (63mcg/L). Die Forscher sind der Meinung, dass eine ausreichende Kalziumzufuhr die Bleiaufnahme der Gewebe wesentlich unterbindet.

CHROM (Cr)
Dieses Spurenelement wirkt sich besonders auf die Zuckerverwertung und Insulinproduktion aus. Deshalb ist Chrom für Diabetiker und kohlehydratempfindliche Patienten wichtig. Falls Sie zu dieser Kategorie gehören, sollten Sie Ihren Chromstoffwechsel überprüfen lassen. Ein hoher Zuckerkonsum geht mit hohem Chromverlust einher, d.h. die Chromausscheidung über den Urin erhöht sich.

Chrom gilt als ein essentielles Spurenelement, das bei zu hoher Zufuhr auch zu Gesundheitsschäden, wie z. B. Allergien und sogar Krebs führen kann. Im menschlichen Körper spielt Chrom eine wichtige Rolle im Stoffwechsel der Kohlenhydrate. Chrom lagert sich in inneren Organen wie der Leber und Milz ein, kommt aber auch vermehrt in Knochen, Fett und Muskeln vor. Es ist ein Ko-faktor von einigen Enzymen und am Kohlehydrat (Zucker) und Fettstoffwechsel beteiligt. In den Zellkernen (Nuklei), in denen die DNA abgelesen und vervielfältigt wird, sind auch größere Mengen von Chrom vorhanden. Chrom kann hier als direkter Ko-faktor von Enzymen an verschiedenen Stellen angesehen werden. Schließlich beeinflusst Chrom wahrscheinlich die Erhaltung und Funktionstüchtigkeit der Hornhaut und der Augenlinse.

Die Deutsche Gesellschaft für Ernährung (DGE) gibt bei Jugendlichen und Erwachsenen von einem täglichen Bedarf zwischen 30 und 100 Mikrogramm von Chrom an. Schwangere, ältere Menschen, da deren Chromdepots mit dem Alter abgebaut werden, Fehlernährung oder extreme Stresssituationen können zu einem Mehrbedarf an Chrom führen.

Fleischprodukte, vor allem Innereien und Muskelfleisch, sowie Bierhefe, Nüsse und Vollkornprodukte sind chromhaltig. Auch Pfeffer und brauner Zucker sind gute Chromlieferanten. Raffinierter (weißer) Zucker und Weißmehl enthalten allerdings kaum noch Chrom.

Fehlt das lebensnotwendige Chrom, kommt es zu Störungen bei der Verwertung von Glukose und es treten Diabetessymptome auf. Chrommangelerscheinungen sind aber äußerst selten und sind bisher nur bei Patienten mit künstlicher Ernährung vorgekommen. Koronare Herzerkrankungen und eine Erhöhung der Fettsäurespiegel im Blut wurden auch mit Chrommangel in Verbindung gebracht. Allgemeine Anzeichen eines Chrommangels sind: Nervosität, Gereiztheit, Verwirrtheit, Depression,

Lernschwierigkeiten; vermehrtes Wasserlassen, Gewichtsverlust, Juckreiz, Muskelschwäche. Andere bekannte Folgen eines Chrommangels sind Trübung der Linse und Hornhaut und Wachstumsverzögerungen bei Kindern.

Bei einer Überdosierung von Chrom muss zwischen zwei verschiedenen Chrom-Verbindungen unterschieden werden. Das in den Lebensmitteln enthaltene dreiwertige Chrom ist wenig giftig und wird auch nur in geringer Menge aufgenommen. Im Gegensatz dazu gelangt sechswertiges Chrom schnell in den Körper, d.h. es wird wesentlich leichter resorbiert.

Sechswertiges Chrom ist z. B. in Zement enthalten und kann bei entsprechend exponierten Personen eine Allergie oder auch Vergiftungserscheinungen auslösen. Ferner sind sechswertige Chromverbindungen in Holzschutzmitteln und Insektiziden zu finden. Häufig sind auch die imprägnierte Hölzer im Garten mit Chromsalzen belastet.

Bei Arbeitern der chromverarbeitenden Industrie kennt man Chromvergiftungen. Eine chronische Chromexposition geht einher mit schlecht heilenden Geschwüren der Haut nach Hautverletzungen sowie Schnupfen und Nasenbluten durch eingeatmeten Chromstaub. An den Augen kann es zu einer Bindehautentzündung kommen. Bei entsprechend exponierten Personen können sich Allergie entwickeln wie z.B. bei Bauarbeitern die Zementallergie. Auf Grund der krebserregenden Wirkung von Chromverbindungen treten bei Personen, die beruflich Chrom ausgesetzt sind, vermehrt Krebserkrankungen wie z. B. das Bronchialkarzinom auf.

Die Therapie der chronischen Vergiftung richtet sich nach den Symptomen. Metallentgiftende Therapien werden von Umweltmedizinern durchgeführt.

EISEN (Fe)
Der Eisenstoffwechsel ist gut erforscht, trotzdem gibt es Missverständnisse, die der Klärung bedürfen. Eisenmangel wird am einfachsten und besten durch Blutuntersuchungen festgestellt. Zu den relevanten Untersuchungen zählen neben Serum Eisenwerten das Serum Ferritin und Transferrin.

Neben den wichtigen Blutuntersuchungen weißt die Haarmineralien Analyse auf die Speichervorräte der Leber hin. Eisen wird in der Leber gespeichert wird und somit reflektiert die Haaranalytik die Unfähigkeit der Leber, Eisen ausreichend zu mobilisieren. Leberunterstützende Enzyme, Vitamin C und B Vitamine helfen diesen stoffwechselschwachen Patienten relativ schnell. Der Zink und Kupferhaushalt sollte ebenfalls beachtet werden, denn diese beiden Spurenelemente sind die Gegenspieler von Eisen.

Weiterhin sollte die Schwermetallbelastung beachtet werden. Blei stört den Eisenstoffwechsel sehr empfindlich und somit ist Blutarmut ist eine bekannte Begleiterscheinung einer Bleibelastung. Selbst leicht Blei-Haarwerte müssen beachtet werden, denn sie reflektieren eine chronische Bleiaussetzung. Eine Blutuntersuchung ist ratsam. Sie erlaubt das Ausklammern einer akuten Bleiaussetzung durch irgendwelche Umweltfaktoren. Sind Blutbleiwerte auch nur leicht erhöht, muss die Belastungsursache geklärt werden. Trinkwasser aus bleihaltigen Trinkrohren, so wie sie teilweise noch heute in alten Häusern vorkommen.

Sofern die Blutuntersuchung eine momentane Belastung ausschließen konnte (und momentan heißt, dass der Patient während der letzten 72 Stunden keinen wesentlichen Mengen an Blei ausgesetzt war), so sollte ein Provokationstest in Erwägung gezogen werden. Bei diesem Test wird dem Patient eine Chelatsubstanz verabreicht. Diese bindet sich mit Metallen wie Blei und zwingt den Körper gebundene Metalle mit dem Urin auszuscheiden. Ein erfahrener Chelattherapeut wird nicht nur entscheiden, ob eine orale oder intravenöse Chelattherapie durchgeführt wird, sondern auch ob vor der Therapie essentielle Spurenelemente ausreichend vorhanden sind oder ob eine Substitution notwendig ist. Der Gesamtmineralstoffhaushalt entscheidet, ob und wann ein Provokationstest durchgeführt wird und welche Chelatsubstanz sich für den Patienten eignet. Bei einer Bleibelastung und gleichzeitiger Eisenmangelanämie muss mit großer Sorgfalt vorgegangen werden. Der Chelattherapeut muss entscheiden, welches Problem vorrangig behandelt werden muss.

Eisenmangel kann Immunschwäche und Allergieanfälligkeit verursachen. Frauen, die unter starker Monatsblutung leiden oder Patienten, die durch chronische Geschwüre (Magengeschwüre oder dergleichen) häufig Blutverlust erleiden, sollten sich öfter einer Routine-Blutuntersuchung unterziehen. Bei Darmschwäche oder übertriebenem Kaffee- und Schwarzteegenuss wird die Eisenverwertung stark in Mitleidenschaft gezogen. Es kann also trotz eisenreicher Nahrungszufuhr ein Eisenmangel entstehen.

Symptome eines Eisenmangels sind außer der erwähnten Immunschwäche Energieschwäche, Müdigkeit, Unlust und deutliche Blässe und wiederum kann eine Bleiexposition ebenfalls die Ursache all dieser Symptome sein. Eine gewissenhafte Diagnostik des Eisenstoffwechsels wie auch möglicher Schwermetallbelastungen ist notwendig.

KUPFER (Cu)

Genau wie Eisen, so wird auch Kupfer in der Leber gespeichert. Kupfer ist in mindestens 16 essentiellen Metalloproteinen enthalten und wird zur Aktivierung zahlreicher Enzyme benötigt. Es ist, genau wie Mangan auch ein notwendiger Bestandteil des Entgiftungsenzyms. In den Erythrozyten ist es Bestandteil der antioxidativ wirkenden Superoxiddismutase (SOD). Besondere physiologische Bedeutung besitzt es für die ZNS Funktion, Bindegewebs und Blutbildung. Eine gezielte Nährstofftherapie unter Beachtung der Eisen und Zinkwerte kann bei Kupfermangel wie auch bei Kupferbelastungen erfolgsbringend sein.

Wichtig ist die Diagnose des Kupferstatus, und genau wie bei Eisen ist die Einschätzung der Laborwerte nicht immer einfach.

Serum Kupfer wird meist zur Kupferüberwachung eingesetzt, wenngleich die Kupferkonzentration im Serum wenig aussagekräftig ist, da sie in weiten Bereichen homöostatisch reguliert wird. Da Kupfer in den roten Blutkörperchen als Bestandteil der antioxidativ wirkenden Superoxiddismutase (SOD) vorhanden ist, kann auch die Bestimmung von Vollblut von Bedeutung sein.

Ein vermindertes Kupfer im Serum findet sich bei Morbus Wilson und Menkes-Syndrom, sowie bei nutritivem Kupfermangel (besonders bei Neu und Frühgeborenen, totaler parenteraler Ernährung und Zink-Selbstmedikation, eisenrefraktäre Anämie), bei Nierenkranken durch zu hohen renalen Verlust und erhöhte Kortikosteroidkonzentration.

Erhöhtes Kupfer im Serum hat geringen diagnostischen Wert, da vielfältige Ursachen in Frage kommen: zu lange Stauung bei der Blutentnahme, Infektionen, inflammatorische Prozesse, Stress, Diabetes mellitus, Malignome, Pankreasinsuffizienz oder Einnahme von Östrogenen. Akute Kupfervergiftungen sind selten. Da Kupfer vornehmlich über Leber und Galle ausgeschieden wird, kann es bei einem Leber/Gallenstau ebenfalls zu Störungen im Kupferstoffwechsel kommen.

Erhöhtes Kupfer im Urin findet sich bei umweltbedingter akuter wie auch leichter Kupfervergiftung oder bei einer chronischen Kupferüberladung, die durch eine zu hohe Kupferzufuhr in der Nahrung oder im Trinkwasser verursacht sein kann.

Kupferwerte der Haarmineral Analyse reflektieren langzeitliche Speicherwerte, die durch entsprechende Blutuntersuchungen bestätigt werden müssen.

Kupfer beeinflusst den Eisen wie auch den Zinkstoffwechsel. Kupfer ist wichtig für die Synthese der Phospholipide, den Knochenaufbau und die Zellbildung. Auch für einen ausgeglichenen Hormonhaushalt ist es lebensnotwendig. Östrogene wie die Pille verursachen Verschiebungen des Kupferhaushaltes, die mit Depressionen, Hyperaktivität, Migräne, erhöhter Irritierbarkeit und sogar Schizophrenie in Verbindung gebracht werden. Kupfer ist als Bestandteil verschiedener Enzyme für viele Stoffwechselvorgänge im Körper wichtig, wie z.B. die Blutbildung und die Melaninproduktion. Ferner unterstützt Kupfer das zelluläre Immunsystem, den Aufbau von Knochen und Bindegewebe sowie die Bildung der Myelinhülle um Nervenzellen.

Kupfer Mangelerscheinungen können sich in einer Anämie, Pigmentstörungen von Haut oder Haaren, vermehrter Infektanfälligkeit, Schlafstörungen, Arteriosklerose, Störungen des Nervensystems, Wachstumsstörungen und Skelettfehlbildungen, Bluthochdruck sowie Appetit und Gewichtsverlust äußern. Bei einem nachgewiesenen Kupfermangel kann eine Substitution als begleitende Therapie einer Anämie, Arthritis, entzündlichen Erkrankungen, Schlafstörungen und Schmerzen die Symptome lindern.

Es gibt unterschiedliche Ursachen für einen Kupfermangel:

- **Geringe Zufuhr:** Eine ungenügende Aufnahme von Kupfer aus der Nahrung bzw. kupferarme Lebensmittel führen zu einer Unterversorgung des Körpers.
- **Nährstoffsupplemente:** Eine längere Einnahme von Zinkpräparaten oder Multimineralstofftabletten kann die Aufnahme von Kupfer durch einen Verdrängungsmechanismus behindern.
- **Mangel an Vitamin C:** Ein Vitamin C Mangel behindert die Kupferresorption im Darm und den Transport in die Zellen.
- **Medikamente:** Die Einnahme verschiedener Medikamente wie zum Beispiel Steroide (Kortison) hemmt die Kupferaufnahme.
- **Verdauungsstörungen/Resorptionsstörungen:** Chronische Darmerkrankungen wie Colitis Ulcerosa, Morbus Chron, Zöliakie, lang anhaltende Durchfallerkrankungen oder eine verminderte Aufnahme bei älteren Personen vermindern die Kupferresorption im Darm.
- **Erhöhter Homocysteinspiegel:** Dieser kann auch zu einem Kupfermangel führen und das Arterioskleroserisiko steigern.

- **Entgiftungstherapien** mit DMPS, DTPA oder EDTA, die zu häufig durchgeführt werden, können zu einer erhöhten Kupferbindung und -ausscheidung führen und somit Ursache eines Kupfermangels sein.

Der Kupferbedarf variiert je nach Alter und Geschlecht. Männer und Frauen sollten durchschnittlich 1,5 bis 3,0 mg Kupfer pro Tag aufnehmen. Bei Schwangeren liegt die Empfehlung der DGE bei 1,5 bis 2,0 mg Kupfer. Stillende haben dagegen einen Bedarf von bis zu 10 mg Kupfer pro Tag.

Ein Zuviel an Kupfer begünstigt die Entwicklung von Arthritis und anderen Entzündungen im Bereich des Verdauungstraktes, der Atemwege sowie der Prostata, die vermehrte Bildung von freien Radikalen und kann zu Depressionen und anderen Nervenerkrankungen führen. Ferner steht ein erhöhter Kupferspiegel auch mit Bluthochdruck, Störungen des Leberstoffwechsels und einem erhöhten Risiko für Herzinfarkt in Zusammenhang.

Es sind verschiedene Ursachen von Kupferbelastungen bekannt. Dazu gehören zum Beispiel ein erhöhter Kupfergehalt des Leitungswassers durch alte Kupferrohre, geringe Wasserhärte und niedrigen pH-Wert. Die im Obst und Weinbau verwendeten Fungizide und Pestizide sowie Farbpigmente enthalten viel Kupfer. Eine Einnahme der Pille, die Implantation von Kupferspiralen und sogar Rauchen können Kupferbelastung mit verursachen.

Bestimmte Nährstoffe regen die Kupferausscheidung an. Bei einer gezielt erhöhten Einnahme von Zink, Mangan, Vitamin B6 sowie von Alpha-Liponsäure und verschiedenen Aminosäuren wird die Ausscheidung von Kupfer beschleunigt.

Mit einer DMPS Provokation wird eine deutliche Kupferbindung und Ausscheidung über den Urin erzielt. Fragen Sie Ihren Arzt.

MAGNESIUM (Mg)

Ohne MAGNESIUM können Stoffwechselvorgänge nicht stattfinden. Dieses wichtige Mineral aktiviert Enzyme und reguliert zusammen mit Kalzium den Säurewert des Körpers. Es spielt bei der Protein und Kohlehydratsynthese eine wichtige Rolle. Diabetiker sind allgemein deutlich magnesiumarm. Magnesium unterstützt auch die Funktion der Vitamine C und E, sowie der B-Vitamine.

Alkoholgenuss erhöht den Magnesiumbedarf, weshalb Alkoholiker allgemein magnesiumunterversorgt sind. Akute Magnesiummangelerscheinungen sind Depressionen, Herzrhythmusstörungen, Leberzirrhose und Arterienverkalkung. Extremer Magnesiummangel kann sogar akute Psychosen verursachen.

Eine eiweiß-, zucker- und fettreiche Ernährung erhöht den Magnesiumbedarf. Magnesiummangel ist in Deutschland keineswegs selten. Mineralstoffuntersuchungen von Blut, Haar und Urin geben genauen Aufschluss über die Magnesiumverwertung. Wiederum sollte beachtet werden, dass das Vitamin B6 die Nierenfunktion und Magnesiumverwertung fördert. Nierenkranke benötigen diese Unterstützung, müssen aber mit Vorsicht supplementiert werden. Fragen Sie Ihren Arzt oder Apotheker, am besten beide.

Für Menschen mit gesunder Nierenfunktion ist eine hohe Magnesiumzufuhr normalerweise ungefährlich und verursacht höchstens Durchfall. Wenn es dazu kommt, sollten Sie Magnesium für einige Tage absetzen. Eine reduzierte Dosis dürfte das Problem lösen. Konsultieren Sie dennoch Ihren Arzt oder Heilpraktiker.

MANGAN (Mn)

Dieses wichtige und vielfach wenig beachtete Spurenelement wird in geringen Mengen für alle Stoffwechselfunktionen benötigt. Eine unzureichende Zufuhr ist besonders häufig bei Diabetikern nachzuweisen. Mit gezielten Mangangaben können besonders gute Erfolge bei Verdauungsstörungen und Entzündungen der Atemwege wie Asthma oder Bronchitis erzielt werden. Auch Patienten, die unter dumpfem Kopfschmerz leiden, reagieren oft positiv auf Mangan.

Beachten Sie die Ergebnisse Ihrer Mineralstoffuntersuchungen. Wenn Chrom-, Zink-, und Manganwerte niedrig sind, können Kohlehydratstoffwechselfunktionen nicht ausreichend funktionieren.

MOLYBDÄN (Mo)

Dieses wenig bekannte, doch lebensnotwendige Spurenelement ist wichtig für den Harnsäurestoffwechsel .Mangel ist selten. Bei einer Störung der Eiweißverdauung und einem erhöhten Harnsäurespiegel sollte auf Molybdän geachtet werden. Gewisse Krebsarten, wie Speiseröhrenkrebs, treten seltener in molybdänreichen Gegenden auf.

NATRIUM (Na) und KALIUM (K)

Diese Mineralstoffe sind von großer Bedeutung für den Säure-Basen-Haushalt. Allergiker, die unter chronischem Schnupfen leiden, zeigen oft Störungen im Natrium-Kalium-Haushalt. Amerikas bekannte Ernährungstherapeutin Adelle Davis berichtet in *Let's Get Well* (Harcourt, Brace & World Verlag, 1965) über die positive Wirkung einer leicht erhöhten Salzzufuhr bei chronischem Heuschnupfen. Ich habe dies während meiner Heuschnupfenperiode an mir selbst ausprobiert und kann sagen, es half, wenn auch nur vorübergehend.

Menschen, die gerne salzen, sind sicher nicht natriumunterversorgt. Im Gegenteil, zu viel Salz wirkt blutdruckerhöhend und führt gerade bei Allergikern, die an Gewichtsproblemen leiden, zu rapider Flüssigkeitsansammlung im Gewebe.

Wenn auch Sie mit Ihrem Gewicht kämpfen, sollten Sie erst einmal salzlos essen. Wählen Sie kaliumreiche Nahrungsmittel wie Obst und Gemüse, damit sich Ihr Natrium-Kalium-Haushalt normalisieren kann. Die sehr mineralstoffreiche rote Beete ist hier von Vorteil. Denken Sie auch an Vitamin B6 und Vitamin C. Beides wirkt entwässernd.

PHOSPHOR (P)

Dieses Mineral ist eng mit dem Kalzium- und Magnesiumhaushalt verknüpft, wobei sich 80% des körpereigenen Phosphorgehaltes in Knochen und Zähnen befinden. Phosphor unterstützt die Verwertung von Kalzium und den B Vitaminen, doch eine zu hohe Zufuhr kann ebenso blockierend wirken. Phosphorreiche Nahrungsmittel sind Eiweiß und Zucker. Der übermäßige Genuss phosphatreicher Konsumgüter kann den Kalziumhaushalt empfindlich stören. Die westliche Normaldiät ist allgemein phosphorreich und magnesiumarm. Eine zu hohe Phosphorzufuhr stört die Kalziumverwertung genauso wie Magnesiummangel. Unsere Mineralstoffuntersuchungen von hunderten von hyperaktiven Kinder zeigen interessanterweise deutliche Verschiebungen des Kalzium-Magnesium-Phosphor-

Haushaltes. Eine einfache Umstellung der Ernährungsweise mit zusätzlicher Kalzium und Magnesiumzufuhr kann hier Wunder wirken.

SELEN (Se)

Dieses lebensnotwendige Spurenelement wird zu den Antioxidantien gezählt. Es wirkt ebenso wie die Vitamine A, C und E zellerhaltend und zellschützend. Die Lebensfähigkeit der gesunden Zelle wird von Selen gesteigert, denn es verhütet eine Zerstörung der DNS-Moleküle, die die Erbsubstanz enthalten. So kann Selen beispielsweise die Umwandlung eines potentiellen Karzinogens in einen tatsächlich krebsauslösenden Stoff verhindern. Damit hat dieses Spurenelement Anwendung in der Krebs und Giftstoffabwehr gefunden.

Selen erhöht die Quecksilberabwehr und fördert die Ausschwemmung dieses hochgiftigen Schwermetalls. Tierversuche des bekannten US Ernährungswissenschaftlers und Autoren Dr. Richard Passwater demonstrierten, dass bei einer Kombination der Antioxidantien Selen, Vitamin E und C eine hohe zellschützende Wirkung erreicht wird. Es ist daher nicht weiter verwunderlich, dass Krebserkrankungen der Brust, des Dickdarms, der Eierstöcke, Bauchspeicheldrüse, Prostata, Lunge oder Blase wesentlich seltener in selenreichen Regionen auftreten. Auch gewisse Herzerkrankungen findet man dort weniger.

Der russische Forscher Dr. T.E. Berenshtein machte eine faszinierende Entdeckung: Die Kombination eines Impfstoffes mit Vitamin E und Selen verursachte eine stärkere Antikörperproduktion als der Impfstoff allein. Wurde der Impfstoff nur mit Selen kombiniert, war die Antikörperproduktion zwar höher als bei alleiniger Verabreichung, doch war er weniger effektiv als die Dreierkombination mit Vitamin E. Dies zeigt, daß Nährstoffe sich gegenseitig unterstützen und auch die Wirkung von Medikamenten verstärken können. Zusätzlich demonstrierte der Forscher Dr. Anthony Verlangieri der Universität Mississippi, dass Vitamin E den Fettablagerungen in den Arterien effektiv entgegenwirkt.

Der medizinische Forscher Dr. Ross demonstrierte, dass Patienten, die an chronischer Bauchspeichelentzündung leiden, eine deutlich ungenügende Selenzufuhr aufweisen. Die Fettzufuhr dieser Menschen ist dagegen allgemein sehr hoch, was den Bedarf an Antioxidantien erhöht. Die Theorie der Forscher lautet: die Kombination der hohen Fettzufuhr und mangelhaften Zufuhr an Antioxidantien wie Selen kann die Ursache der chronischen Bauchspeichelerkrankung sein.

Eine weitere interessante Arbeit veröffentlichten die schottischen Forscher Bone und Arthur im Mai 1986 (Journal of Nutrition 116:816822). Versuche zeigten, dass Selenmangel Hefepilzinfektionen begünstigt. Candidapatienten sollten auf Ihren Selenhaushalt achten.

Bevor somit eine Nystatinbehandlung in Erwägung gezogen wird, wäre eine Vollblut wie auch ein Haarmineral Analyse sinnvoll. Die Gründe dafür sind einfach:

- weißt die Blutuntersuchungen auf einen akuten Selenmangel vor, ist eine entsprechende Selensubstitution notwendig und diese kann sich wiederum positiv auf die Pilzinfektion auswirken.
- die Haarmineralanalyse reflektiert eine chronische Unterversorgung. Erfahrungsgemäß begünstigt eine chronische Selenunterversorgung die

Quecksilberaufnahme des Körpers und ein quecksilberhatiges Milieu begünstigt Pilz wie auch andere Infektionen.

Liegt eine Quecksilberbelastung vor, so wäre eine systementgiftende Therapie vor Nystatinbehandlung ratsam, denn auch Nystatin ist system- und vor allem leberbelastend.

Der DMPS oder DMSA Provokationstest diagnostiziert nicht nur ob eine Quecksilberbelastung tatsächlich vorliegt, sondern weist auch auf den Grad der Belastung. DMPS wie auch DMSA sind verschreibungspflichtige Medikamente, die von erfahrenen Ärzten der Chelattherapie eingesetzt werden. Mehr Information www.heylberlin.de oder max@moritzapotheke.de oder www.microtrace.de

ZINK (Zn)

Dieses essentielle Spurenelement ist unentbehrlich für das Immunsystem. Dr. William R. Weisel, Facharzt für Immunologie, wies die drastische Reduzierung des Zinkspiegels bei Infektionen nach. Dr. Philip Frost belegte darüber hinaus, dass die Infektanfälligkeit von Patienten mit Sichelzellenanämie, einer erblichen Form von Blutarmut, auf Zinkmangel zurückzuführen ist. Downs Syndrome Patienten sind allgemein zinkarm. Eine entsprechende Zinkzufuhr reduziert deren Infektanfälligkeit.

Zinkmangel beeinträchtigt die Tätigkeit der lymphatischen Organe, was eine reduzierte Abwehrfähigkeit zur Folge hat. Die Funktion der T-Lymphozyten und anderer Zellen des Abwehrsystems kann durch Zink und die B Vitamine verbessert werden. Zink stimuliert die biologische Aktivität der Immunstimulanzfaktoren der Thymusdrüse. Ohne Zink können Thymusfunktionen nicht ausreichend stattfinden.

Zinkmangel verursacht mehr als nur Immunschwäche. Dehnungsstreifen während der Schwangerschaft, hartnäckige Hauterkrankungen, Haarausfall, auch Prostatabeschwerden bei Männern können das Resultat einer ungenügenden Zinkversorgung oder Verwertung sein. Während der zweiten Konferenz der Krebs und Altersforschung bestätigte der Forscher Fabris und Kollegen der medizinischen Abteilung der Universität Pavia, Abt. Immunologie, dass Zinkmangel sogar zu Atrophie des Thymus führen kann.

Die nahrungsbedingte Zinkzufuhr älterer Menschen ist allgemein geringer als die jüngerer Generationen. Serumuntersuchungen bestätigen auch, dass Zinkmangel in geriatrischen Patienten häufig vorhanden ist und für Geschmacksverlust und langsame Wundheilung verantwortlich ist. Zusätzlich zeigen Stuhl und Urinuntersuchungen, dass der ältere Patient, trotz geringer Zinkzufuhr, einen relativ hohen Zinkverlust aufweist. Eine ausreichende Zinkzufuhr ist somit für ältere Menschen besonders wichtig.

Prinzipiell ist Zink wichtig für alle Hormon und Enzymsysteme. Es ist mit Chrom ein Bestandteil des Hormons Insulin und somit für den Zuckerstoffwechsel wichtig. Zink stimuliert die Magensäureproduktion und unterstützt deshalb die Eiweißverwertung. Patienten, die zu Magengeschwüren neigen, sollten niemals auf nüchternen Magen Zink einnehmen.

Weiterhin schützt Zink vor Umweltgiften und bewirkt eine Schwermetallentlastung. Zeigt die Mineralstoffanalytik beispielsweise niedrige Zinkwerte und hohe Werte an Arsen, Beryllium, Blei, Kadmium oder Nickel, so kann eine gezielte Zinktherapie die

Schwermetallabwehr erhöhen. Raucher, wie auch Patienten, die auf Tabakrauch allergisch reagieren, zeigen vielfach niedrige Haarzinkwerte.

Zinkbelastungen sind selten, doch zeigen Gewebeuntersuchungen, dass bösartige Tumorgewebe auffällig mehr Zink und Eisen speichern als gesunde Gewebe. Bei Krebspatienten sollte somit mit der Zink und Eisensubstitution äußerst vorsichtig vorgegangen werden. Schließlich will man den Krebs nicht zusätzlich nähren.

Gefährliche Umweltgifte

Die hier aufgeführten toxischen Elemente haben alle die Fähigkeit Immunfunktionen zu stören. Für den Allergiker ist es wichtig, dass alle Störfaktoren soweit wie möglich beseitigt werden. Eine geringere Toxinlast verbessert das Allgemeinbefinden und garantiert eine schnellere Erholungsphase.

Chronische Belastungen sind ein häufiges Problem, vielfach verursacht durch Umweltfaktoren, Lebensstil, belastetes Wasser und Nahrung. Der Nachweis einer chronischen Belastung kann anhand der Haarmineral Analyse erbracht werden. Mehr Informationen zu diesem Test finden Sie auf www.microtrace.de

BERYLLIUM (Be)
Dies ist eines der giftigsten Schwermetalle. Es findet besonders in der Nuklear, und Computerindustrie Verwendung, doch Zigarettenrauch enthält ebenfalls Beryllium, das vor allem das Lungengewebe schädigt. Die Beryllose ist eine zwar seltene, doch tödliche Lungenerkrankung, die arbeitsmedizinisch anerkannt ist.

BLEI (Pb)
Dieses viel untersuchte Schwermetall stört Gehirn und Nervenfunktionen. Rauchen trägt zur Bleibelastung bei und eine zu hohe Belastung während der Schwangerschaft kann die geistige Entwicklung des Ungeborenen behindern. Da dieses giftige Schwermetall Hyperaktivität und Lernstörungen verursacht, sollten ganz Kinder vor Rauchern geschützt werden. Bei Menschen, die mit Blei arbeiten oder ständig Kontakt mit Blei haben, sollte eine Blutuntersuchung durchgeführt werden, damit das Ausmaß der täglichen Belastung festgestellt werden kann.

Blei verdrängt Kalzium, Eisen und Zink und umgekehrt. Mit einer gezielten Nährstofftherapie und Lebensumstellung kann man den Mineralstoffhaushalt ausgleichen und natürliche Entgiftungsprozesse unterstützen. Eine Bleientgiftung wird medizinisch mit Chelatsubstanzen wie EDTA, DMPS oder DMSA behandelt.

KADMIUM (Cd)
Dieses hochtoxische Umweltgift lagert sich mit Vorliebe in den Nieren und der Leber ab. Typische Begleiterscheinungen einer Kadmiumbelastung sind Bluthochdruck und Blutarmut. Dieses Schwermetall beeinträchtigt wichtige Enzymfunktionen und erschwert Allergiereaktionen. Raucher und Menschen, die mit Rauchern leben, sind Kadmium gefährdet. Studien zeigen, dass Brustkrebsgewebe deutlich höhere Kadmiumablagerungen aufwiesen als gesundes Gewebe. Da Zigarettenrauch Kadmium enthält sind Frauen, die rauchen tatsächlich mehr krebsgefährdet. Haarmineralien Analysen von Neugeborenen konnten Kadmiumbelastungen nachweisen, als Ursache galten die Rauchgewohnheiten der Mutter!

Kadmium stört das Hormongeschehen, unterdrückt Antikörperfunktionen, stört die Kupfer und Eisenverwertung, verursacht Schuppenhaut, Appetits und Geschmacksverlust, Hyperaktivität und einiges mehr. Zinkmangel erhöht die Aufnahmefähigkeit des Körpers gegenüber Kadmium.

NICKEL (Ni)

Dieses Metall wird vielfach als lebensnotwendig bezeichnet, denn 1920 konnte dieses Element in tierischen Geweben nachgewiesen werden. Nickelmangel ist allerdings nicht zu fürchten, im Gegenteil. Die zunehmende Industrialisierung erhöht die Gefahr starker Nickelbelastungen.

Wie Kadmium, so blockiert auch Nickel verschiedene Enzymsysteme und ist einer der häufigsten Auslöser von Kontaktallergien. Vergiftungserscheinungen äußern sich in frontalen Kopfschmerzen, Schwindel und Brechreiz. Wiederum sind Raucher und Mitraucher besonders gefährdet. Zink- und Kalziummangel begünstigt die Nickelaufnahme.

Wenn Sie Raucher sind, sollte Ihnen jetzt eigentlich der Appetit vergangen sein. Als ehemalige, leidenschaftliche Raucherin weiß ich jedoch, wie es mit Ihrer Abhängigkeit beschaffen ist. Schließlich paffte ich selbst über 10 Jahre hinweg und fand alle möglichen Ausreden, um meinem Laster weiter frönen zu können. Seit meiner letzten Zigarette sind nun schon über 40 Jahre vergangen. Ich danke noch heute der Nürnberger Ärztin, die mich nach eingehender Schilddrüsenuntersuchung und Konsultation schlichtweg nach Hause schickte. "Sie graben sich ihr eigenes Grab" sagte sie, "eine Kropfbehandlung würde Ihr Problem nicht lösen."

Das war hart, aber es wirkte. Ich brauchte schließlich auch keine Operation. Die Umstellung meiner Lebensgewohnheiten beseitigte das Problem.

Nun hat jeder Erwachsene das Recht sich selbst zu ruinieren. Wenn es um die Gesundheit von Kindern geht, sieht die Sache anders aus. Oder wollen Sie Ihr Kind wirklich vergiften?

QUECKSILBER (Hg)

Dieses leicht flüchtige Metall gefährdet unsere Gesundheit in zunehmendem Maße. Die Industrie produziert jährlich mehr als 10.000 Tonnen Quecksilberprodukte, die irgendwann wieder als Abfall im Erdreich oder Grundwasser verschwinden. Quecksilberbelastungen treten weltweit auf und werden nicht selten durch verseuchten Fisch hervorgerufen. Quecksilberhaltige Fungizide, die heute noch teilweise in unterentwickelten Ländern in der Getreidebehandlung verwendet werden, verursachten fatale Quecksilbervergiftungen, obwohl sie weitgehend verboten sind.

Kosmetika und sogar Medikamente enthalten Quecksilber, doch die derzeit größte Aufmerksamkeit muss den Amalgamfüllungen gelten, die außer Nickel und Silber eine erhebliche Menge Quecksilber enthalten. Dieses sehr flüchtige Metall wird beim Anrühren der Füllungen und noch massiver beim Bohren alter Füllungen freigesetzt. Diese gefährlichen Quecksilberdämpfe werden von Patient und Zahnarzt inhaliert. Da Zahnärzte und Zahnarzthelferinnen tagtäglich diese Prozeduren durchführen, sind sie verständlicherweise am meisten gefährdet. Eine epidemiologische Studie des US National Institutes of Environmental Safety and Health (Nationale Institut für Umwelt und Gesundheit) zeigt beispielsweise, dass die Fruchtbarkeit bei Zahnarzthelferinnen, die eine hohe Quecksilberaussetzung haben, deutlich verringert ist! Affen, deren Kaugewohnheiten menschenähnlich sind, zeigten deutliche Nierenstörungen nachdem sie Amalgamfüllungen erhielten.

Das Quecksilber alter, poröser Füllungen wird wesentlich leichter freigesetzt als das neuer, harter Plomben. Werden alte Füllungen wieder entfernt, werden zwangsläufig erhebliche Mengen Quecksilber freigesetzt, die der Patient, ob er will oder nicht, inhaliert oder sogar schluckt. Selbst kleinste Mengen an abgebröckeltem Quecksilber werden im Verdauungstrakt von körpereigenen Bakterien methylisiert, d.h. es wird aus dem relativ harmlosen Metall Quecksilber das hochgiftige Methylquecksilber, das leicht in die Blutbahn und von dort ins Gehirn gelingt.

Längst bekannt ist der zellschädigende Einfluss dieses Metalls. Quecksilber löst sich, wie zahlreiche Studien beweisen, allein durch Kauen aus den vorhandenen Füllungen und der Quecksilberspiegel ist allgemein proportional zur Anzahl der Amalgamfüllungen. Durch intensives Kauen kann Quecksilber messbar ansteigen. Allein aus diesem Amalgamfüllungen gemieden werden.

Die "Amalgamhysterie" ist berechtigt und Allergiker, deren Immunsystem ohnehin geschwächt ist, können sich diesen Zellzerstörer am wenigsten leisten. Falls Ihr Zahnarzt trotz Ihrer Einwände auf Amalgam drängt, "weil es das stabilste Material ist" suchen Sie einen verständnisvolleren und gesundheitsbewussteren auf. Was nützen Ihnen stabile Füllungen, wenn Ihre Gesundheit zusammenbricht.

Lassen Sie alte Füllungen nie auf einmal entfernen. Finden Sie zuerst einen Zahnarzt, der weiß wie vorsichtig umgegangen werden muss. Vorhandene Absauganlagen müssen gut funktionieren und auch während des Bohrens ständig im Einsatz sind. Dies mindert die Quecksilberbelastung.

Versorgen Sie sich vor dem Bohren ausreichend mit Antioxidantien. Diese Nährstoffe erhöhen Ihre Quecksilberabwehr oder konsultieren Sie einen erfahrenen Chelattherapeuten, der Sie gleichzeitig oder kurz nach der Amalgambehandlung mit Chelatsubstanzen wie oralem DMSA oder DMPS entgiftet.

Mehr Informationen zu Entgiftungstherapien unter www.microtrace.de

URAN (U)
benannt nach dem 1781 entdeckten Planeten Uranus

Allgemeines
Natururan, kurz Uran, kommt in den entsprechenden Erzlagern mit einer Konzentration von ca. 3 g pro Tonne Erz vor. Natururan setzt sich dabei zu etwa 99,3% aus U 238 und 0,7% U 235 mit sehr geringen Beimischungen von U 234 zusammen. Uran besitzt bei 25°C eine Dichte von 19,04 g pro cm3 und einen Schmelzpunkt von 1132°C. Das U 238 ist dabei das Ausgangsnuklid der Uran-Radiumzerfallsreihe an dessen Ende das stabile Blei 206 steht. Die Halbwertszeit von U 238 beträgt 4,5x109, also 4,5 Milliarden Jahre.

U 235 dagegen ist das Ausgangsnuklid der Aktiniumzerfallsreihe, dessen Endnuklid das stabile Blei 207 ist. Die Halbwertszeit von U 235 beträgt 7x108, also 700 Milliarden Jahre.

Für Kernreaktoren und Kernwaffen ist jedoch nur das spaltbare U 235 von Interesse, das in aufwendigen und teuren Prozessen aus dem natürlichen Urangemisch gewonnen wird. Dabei muss der Kernbrennstoff eines Reaktors auf etwa 3-5% an U 235 angereichert werden, bei Atombomben beträgt der Anteil des U 235 mindestens 20%. In der Regel ist der Anteil von U 235 in A-Bomben jedoch höher als 90%.

Die Anreicherung des Urans mit dem notwendigen Anteil an spaltbarem U 235 geschieht nach der Umwandlung des Urans in Uranhexafluorid UF6 im Wesentlichen mit Hilfe von drei verschiedenen Methoden. Es sind dies das Gasdiffusionsverfahren, das Zentrifugenverfahren sowie das Trenndiffusionsverfahren.

Entdeckung und historische Bedeutung

Dem deutschen Chemiker Klaproth gelang 1789 die Isolierung eines neuen Metalloxids aus Joachimsthaler Pechblende, die man bis dahin für ein Gemisch aus Eisenerz und Zink gehalten hatte. Die Darstellung der metallischen Form ließ aber mehr als 65 Jahre auf sich warten. Und erst mit der Entdeckung der Röntgenstrahlung 1895 sollte es wieder ins Zentrum wissenschaftlichen Interesses rücken. Becquerel konnte ein Jahr später zeigen, dass es sich bei der Strahlung von Uran um eine spontane und nicht um eine induzierte handeln musste. Zwar war die Fluoreszens der Uransalze schon des längeren bekannt, Becquerel konnte aber durch Dunkelversuche zeigen, dass die Strahlung des Urans nicht durch Lichteinwirkung verursacht wurde. Die Ursache konnte auch er nicht erklären. Dies blieb dem Forscherehepaar Marie und Pierre Curie vorbehalten, die 1903 den Nobelpreis für die Entdeckung der Radioaktivität des Urans erhielten. Bis zur Entdeckung der Kernspaltung 1938 durch die Deutschen Otto Hahn und Fritz Straßmann am Berliner Kaiser-Wilhelm-Institut in Berlin hatte Uran praktisch keine nennenswerte technische Bedeutung. Die bahnbrechende Entdeckung im Berlin des Dritten Reiches rückte es auf einen Schlag ins Rampenlicht des wissenschaftlichen und vor allem militärischen Interesses. Alle namhaften Physiker konnten sich die gigantische Energiemenge ausrechnen, die bei einer unkontrollierten Kettenreaktion entstehen musste. Und selbst Albert Einstein plädierte gegenüber dem US-Präsidenten Roosevelt für den Bau einer amerikanischen Atombombe, um den Deutschen zuvorzukommen. Die Anstrengungen der Amerikaner im Zuge des Manhattan Projects gipfelten in der Herstellung je einer Uran- und Plutoniumbombe, die über Hiroshima und Nagasaki abgeworfen wurden.

Vorkommen

Uran ist nach Thorium das zweithäufigste Actinoiden-Element; 23% der in der Erdkruste vorkommenden Actinoiden sind Uranisotope. In der Natur kommt es nicht elementar vor. Sein Anteil an der Bildung der Erdkruste wird mit ca. 0,0003 Gewichtprozent angegeben. Das wichtigste Uran-Isotop U-238 steht am Anfang der Uran-Radium-Zerfallsreihe. Abbauwürdige Uranvorkommen findet man in Kanada und den Vereinigten Staaten, in Zaire, Südafrika, Namibia, Niger und Australien sowie in der Tschechischen Republik. In Deutschland wurde Pechblende bis in die 50er in der Nähe von Wismut gefördert. Durch die intensive Suche nach Uran zur Herstellung der Atombombe sind heute knapp 150 Uranmineralien bekannt.

HEISSE DÜNGEMITTEL

Auszug http://umweltinstitut.org/radioaktivitat/messungen/uran-im-dunger-981.html

Düngemittel enthalten nicht nur Stickstoff, Phosphor, Kalium, sondern auch eine Reihe giftiger Substanzen, wie z.B. Cadmium, Blei, Arsen oder Uranisotope.

Regelmäßige Düngung kann folglich zu einer zunehmenden toxischen Belastung der Böden führen. Die Giftstoffe können auch ins Grund- und Oberflächenwasser und durch Einlagerung in Pflanzen in die Nahrungskette des Menschen gelangen. Das Schwermetall Uran ist in erster Linie ein toxisches Element, das schwere Nierenschäden aber auch Lungeninfektion oder Herzschwäche hervorrufen und das Erbgut schädigen kann. Uran kann sich im Gewebe und in den Knochen anreichern und durch ionisierende Strahlung Krebs und Leukämie verursachen. Die unvermeidbaren radioaktiven Zerfallsprodukte des Urans erhöhen weiter das Krebsrisiko.

Wie viel Uran sich in mineralischem Phosphatdünger befindet, hängt ab vom Urangehalt der Phosphatlagerstätte und von der Aufschlussmethode. Im Mittel sind es 283 mg Uran pro kg im Phosphat der Mineraldüngemittel./1/ Vom Umweltbundesamt wird empfohlen, dass der Urangehalt von 50 mg Uran/kg Phosphat im Düngemittel nicht überschritten wird. Eine Kennzeichnungspflicht liegt vor, sobald der Gehalt von 20 mg Uran/kg Phosphat überschritten wird.

Seit den 1950er Jahren hat der Umfang der landwirtschaftlichen Düngung kontinuierlich zugenommen. Insgesamt 100 Tonnen Uran pro Jahr landen auf deutschen Böden. Laut Bundesforschungsamt für Landwirtschaft (Julius Kühn-Institut) beträgt der Uraneintrag in den Boden bei ausschließlicher Verwendung von Mineraldünger mittlerweile 10 bis 22 g Uran pro Hektar jährlich, im Mittel 15,5 g Uran pro Hektar. Damit nimmt auch die Menge an Uran zu, die in die Umwelt gelangt.

Wanderung ins Trinkwasser

Das Uran im Phosphatdünger liegt in einer leicht löslichen und sehr mobilen Form vor. Mit dem Regenwasser gelangen Phosphat und Uran in den Boden. Bereits 1985 wurde festgestellt, dass ein Zusammenhang zwischen Phosphatdüngung und erhöhten Urangehalten in Oberflächenwässern, speziell im Sickerwasser von Entwässerungsgräben, besteht. Die Bundesanstalt für Geowissenschaften und Rohstoffe konnte mit der Neuauflage des geochemischen Atlas (2006) diesen Zusammenhang bestätigen und aufzeigen, dass sich die Regionen mit Uranbelastungen im Trinkwasser gegenüber 1985 regional noch ausgeweitet haben. Mittlerweile werden eine Million Menschen in Deutschland mit Wasser versorgt, das mehr als die erlaubten 10 µg Uran pro Liter enthält.

Die Verunreinigung von Grund- und Trinkwasser mit Uran und die Anreicherung von Uran in der Nahrungskette kann nur vermindert werden, wenn auch die Uranfrachten in die Böden reduziert werden. Eine Alternative ist die Verwendung von organischem Dünger. Dieser ist zwar nicht frei von Uran, enthält aber 10mal weniger als Mineraldünger.

Lt. Umweltbundesamt sollte der Trinkwassergehalt von 10mcg/l nicht überschreiten. Für die Ernährung von Säuglingen, Kleinkindern und Schwangeren sollte nur eine Konzentration von höchstens 2 µg/l toleriert werden.

Strahlenrisiko
Bereits wenige Jahre nach der Entdeckung der Röntgenstrahlung und der Radioaktivität in den Jahren 1895 und 1896 wurde festgestellt, dass radioaktive Strahlung für die Entstehung zahlreicher Krebsarten verantwortlich ist. Nicht zuletzt aufgrund der sehr intensiven und umfangreichen Untersuchungen der Opfer von Hiroshima (6.8.1945) und Nagasaki (10.8.1945) und später der Opfer des Unfalls von Tschernobyl (26.4.1986) besitzt man heute sehr genaue Kenntnisse über die qualitativen und quantitativen Zusammenhänge zwischen der Einwirkung ionisierender Strahlung und der Entstehung von Krebs und anderen Folgen.

MTM Forschung
Unsere Punjab Studie an körperlich wie auch psychisch behinderten Kindern ergab, dass 88% der Testpersonen hohe Urankonzentrationen in den Haaren wie auch im Spontanurin aufwiesen. http://www.la-press.com/metal-exposure-in-the-children-of-punjab-india-article-a2156 Prof. Busby der Universität Ulster, UK demonstrierte anhand von Haarmineralstoffuntersuchungen, dass irakische Kinder, die mit Geburtsfehlern zur Welt kamen, ebenfalls hohe Urankonzentrationen in Haargeweben aufwiesen. http://www.conflictandhealth.com/content/5/1/15

Die derzeitige Umweltsituation
Es sei erwähnt, dass sich im Jahre 2001 auf dem Gebiet der ehemaligen Wismut AG in Sachsen und Thüringen 48 Halden mit einem Volumen von rund 312 Mio. m3 und 14 industrielle Absetzanlagen (Schlammteiche) mit einem Volumen von rund 160 Mio. m3 befanden. In den Schlammteichen befindet sich gemahlenes Uranerz, das neben Arsen und anderen Chemikalien vor allem durch die Folgeprodukte des Urans radioaktiv verseucht ist. So besitzt ein Kilogramm dieses Schlamms eine Aktivität von ca. 25 000 Becquerel der verschiedensten Nuklide der Uran-Zerfallsreihe

Aus den Abraumhalden entweicht ständig Radon. Dieses Radon, seine Zerfallsprodukte sowie radioaktives Uran und Radium werden aus den Halden in die Umwelt also in Boden, Wasser und Luft verbreitet. Die gesamte Sanierung dieser ‚Überbleibsel' wird Jahrzehnte in Anspruch nehmen.

KAPITEL 13

-

Die Wechseldiät

Abwechslung ist wichtig

Die Wechseldiät hat mit den üblichen Schlankheitsdiäten nur eines gemeinsam: Die Gewichtsabnahme. Sie brauchen bei der Wechseldiät weder Ihre Kalorienzufuhr drosseln, noch hungern. Ein weiteres Plus ist, dass diese Diät, wenn wir dieses vielfach missbrauchte Wort schon gebrauchen, auf keinen Fall schadet. Sie müssen lediglich die für Sie schädlichen Nahrungsmittel meiden und Ihren Speiseplan mit einigen wichtigen Nährstoffen ergänzen.

Nehmen wir ein Beispiel: wenn Sie auf Milchprodukte reagieren, sollten Sie alle Milchprodukte für die nächsten streng sechs Wochen meiden. Alle anderen Nahrungsmittel dürfen Sie im Vier-Tage Rhythmus essen. Nehmen wir weiter an, dass Sie auf Kartoffeln nicht reagieren. Sie dürfen somit alle vier Tage Kartoffeln essen und dann so viel Sie wollen. Bei der Zubereitung ist lediglich zu beachten, dass keine Milchprodukte verwendet werden. Falls Sie also Kartoffelbrei kochen wollen, nehmen Sie Sojamilch anstatt Milch oder einfach Wasser. Rümpfen Sie nicht die Nase. Ich bereite meinen Kartoffelbrei seit Jahren so zu, und niemand hat sich bis jetzt beklagt.

Bei einem Verzicht auf Milchprodukte, ist eine zusätzliche Kalziumzufuhr notwendig, insbesondere für Kinder, die sich im Wachstum befinden. Fragen Sie Ihren Kinderarzt.

Die Wechseldiät verlangt Abwechslung. Patienten, die auf viele ihrer Lieblingsspeisen verzichten müssen, sind anfangs recht hilflos. Den Kommentar: "Es bleibt mir nichts zu essen übrig" hört man häufig, egal ob der Patient in den USA lebt und glaubt, ohne Rindfleisch nicht auszukommen oder ob er Deutscher ist und annimmt, dass eine Mahlzeit ohne Schweinefleisch oder Wurst nicht vollständig ist.

Die Wechseldiät zwingt zum Experimentieren. Nahrungsmittel, die bis dato ungekannt waren, werden anfangs nur aus Not und vorsichtig probiert. Die meisten Patienten entdecken jedoch bald den Reiz und Geschmack neuer Speisen und Gerichte. Der Speiseplan wird abwechslungs- und nährstoffreicher.

Geschmack ist anerzogen und kann auch umerzogen werden. Früher war für mich ein Frühstück ohne Käse, Milch und Wurst unvorstellbar. Heute verlange ich nicht mehr danach, ich lernte umzudenken. In Mexiko aß ich zum Frühstück Eier und Bohnengemüse, in Israel Hering und frische Gurken. Asiaten lehrten mich Reis, Seetang, rohen Fisch und Gemüse zu schätzen. Gut schmecken auch in Wasser gekochte Haferflocken, besonders wenn sie mit Apfelmus oder Beeren gemischt werden. Auch Weizen, Mais oder Reisflocken mit Soja oder Mandelmilch sind lecker, insbesondere wenn Sie mit Frischobst gemischt werden. Brot und Marmelade habe ich noch nicht erwähnt und dabei haben wir schon wenigstens fünf Frühstückvarianten. Die Wechseldiät verlangt nur vier!

Umdenken ist nicht so schwer, wie Sie glauben mögen. Befreien Sie sich von Vorurteilen, und geben Sie sich neuen kulinarischen Genüssen hin.

Fixieren Sie sich nicht auf das Wort 'Niemals'. Wenn Sie auch während der nächsten sechs Wochen keine Schokolade oder keinen Käse essen dürfen, so bedeutet das nicht, dass Sie dies niemals mehr dürfen. Sobald sich Ihr System erholt hat, ist vieles wieder erlaubt. Zwar in Maßen, aber immerhin können Sie sich ab und zu an der geliebten Schokolade oder dem Käse ergötzen, und das ohne Schaden zu erleiden.

Für die Dauer von sechs Wochen kann jeder auf Lieblingsspeisen verzichten. Nach dieser Periode der Enthaltung dürfen, sollen Sie sogar das Allergen wieder probieren. Wenn Ihr System sich erholt hat, werden Sie mit dem Nahrungsmittel, das früher Symptome auslöste, problemlos fertig. Sie dürfen es dann in den Vier-Tage Wechseldiätplan miteinbauen und können es wieder alle vier Tage genießen.

Tauchen nach dem Genuss des Allergens immer noch Gesundheitsprobleme auf, eliminieren Sie es für weitere sechs Wochen. Der Erfolg ist nicht aufzuhalten.

Wie beschleunige ich den Fortschritt?

Wenn Ihre Allergieprobleme sich nur zögernd verbessern, müssen Sie Ihr Nährstoffprogramm optimalisieren. Was bis jetzt ergänzt wurde, war nicht ausreichend oder entsprach nicht Ihren Bedürfnissen.

In jedem Fall sollte die Haarmineralien Analyse nach fünf bis acht Monaten wiederholt werden. Für Patienten, die nur mühsam vorwärts kommen, ist die Testwiederholung unentbehrlich. Erst dadurch kann festgestellt werden, wie Ihr Körper die Nährstoffe verwertet hat. Eine erhöhte Zufuhr gewisser Nährstoffen oder eine zusätzliche Unterstützung der Verdauung lässt den Erfolg schneller greifbar werden.

Wir nehmen vielfach an, dass die Nährstoffe, die in unserer Nahrung enthalten sind oder die wir in Form von Ergänzungsmitteln zu uns nehmen, von unserem Körper voll aufgenommen werden. Das ist bei niemandem der Fall. Bei Allergikern und Patienten, die unter Nahrungsmittelunverträglichkeiten ist es noch unwahrscheinlicher.

Die Mangelerscheinungen der Deutschen sind selten durch Unterversorgung verursacht. Denken wir nur an die Kinder, die vom ersten Tag an mit vitamin- und mineralstoffangereicherter Flaschennahrung und Fertigkost ernährt werden! Unsere Untersuchungen zeigen, dass Kalziummangel in dieser Gruppe keine Ausnahme ist. Ausgerechnet leidenschaftliche Milchtrinker zeigen häufig diesen Mangel. Weshalb? Die Aufspaltung der Nahrung funktioniert nicht.

Erst wenn der Verdauungstrakt die Nahrung besser aufspaltet, erhalten wir die notwendigen Nährstoffe. Dasselbe gilt für Nährstofftabletten. Nicht alle der aufgelisteten Nährstoffe werden von uns zu 100% verwertet. Ein magen/darmschwacher Patient ist auch nicht in der Lage schwerbeschichtete Tabletten zu verwerten. Die gezielte Unterstützung des Verdauungsapparats wie auch die Auswahl leicht verfügbarer Nährstoffe entscheidet über den Erfolg der Nährstofftherapie!

Es muss auch berücksichtigt werden, dass zum Zeitpunkt der ersten Mineralstoffuntersuchung nur die bisherige Nährstoffversorgung und -verwertung überwacht wurde. Wie der Körper auf die daraufhin eingesetzte Nährstoffzufuhr und

Diätumstellung reagiert, kann man nur vermuten. Mehr nicht. Erst die Testwiederholung zeigt, wieweit die Nährstoffaufnahme funktioniert.

Nehmen wir an, die erste Vollblut oder Haarmineralien Analyse zeigte Zinkmangel. Es wurde daraufhin Zink supplementiert. Die Testwiederholung fand nach viermonatiger Nährstofftherapie statt und ergab nur leicht verbesserte Zinkwerte. Der Mangel ist wie vor vorhanden, d.h. der Patient verwertete das Zinkpräparat nicht ausreichend.

Eine Urinuntersuchung könnte ergeben, dass ein Verwertungsproblem vorliegt, der Patient scheidet zu viel Zink aus. Eine zusätzliche Vitamin B6 Verabreichung könnte das Problem beheben.

Nehmen wir als Fallbeispiel des 12-jährigen Oliver, der sich durch Zerstörungswahn hervortat. Bei ihm wurden alle Milchprodukte, einschließlich der Schokolade und Erdnüsse entzogen. Eine Haarmineralien Analyse ergab typischerweise niedrige Kalzium, Magnesium und Zinkwerte. Diese Nährstoffe wurden entsprechend supplementiert und schon nach drei Wochen war eine leichte Besserung seines Verhaltens zu verzeichnen.

Nach drei Monaten wurde die Haarmineralien Analyse wiederholt und siehe da: Die Kalzium, Magnesium und Zinkwerte hatten sich nur unwesentlich gebessert. Daraufhin wurde die Zufuhr dieser Mineralstoffe erhöht. Darmunterstützende Enzyme wurden eingesetzt. Oliver bekam auch zusätzlich einen Vitamin B-Komplex, den er mit Zink einzunehmen hatte. Nach kurzer Zeit berichteten Eltern und Lehrer, dass Oliver in der Schule viel konzentrierter arbeitete. Er erzielte bessere Leistungen und fühlte sich allgemein besser. Sobald jedoch die Nährstoffe abgesetzt wurden, verschlimmerte sich Olivers Verhalten erneut. Mineralstoffuntersuchungen wurden in einem jährlichen Abstand zur Überwachung des Mineralstoffwechsels durchgeführt und allmählich konnte seine Nährstoffzufuhr auf ein Minimum reduziert werden.

Folgende Punkte sind hier zu beachten:

- Oliver brauchte sich keiner extrem strengen Diät unterziehen, was ihm und der Familie das Leben vereinfachte.
- Die Zufuhr der Mineralstoffe nach der ersten Haarmineralien Analyse erzielte keine wesentlichen Erfolge.
- Die Optimalisierung der Nährstoffzufuhr brachte erst den ersehnten, anhaltenden Erfolg, nachdem die Testwiederholung Schwachstellen in der Nährstoffverwertung erkennen ließ.
- Oliver hatte einen deutlichen Nährstoffbedarf, der durch die Milchunverträglichkeit verursacht und sicher auch wachstumsbedingt war.
- Eine milchproduktefreie Diät ist auch kalziumarm.
- Der verabreichte B-Komplex enthielt auch Vitamin B6, der wiederum die Zinkverwertung verbesserte. Vitamin B6 unterstützt auch die Magnesiumverwertung.

Der Diätplan

Kopieren Sie den folgenden Diätplan und kleben Sie ihn am besten an den Küchen oder Kühlschrank. Sie haben ihn dann immer vor Augen und brauchen sich bei der Planung Ihres Küchenzettels nicht lange den Kopf zu zerbrechen. Von den angeführten Nahrungsmitteln, streichen Sie erst mal mit Bleistift die für Sie verbotenen aus. Sobald Sie nach erfolgreicher Diät, ein gewisses Nahrungsmittel wieder essen dürfen, können sie die Eintragung wieder ausradieren.

In der Zwischenzeit dürfen Sie aus all den Nahrungsmitteln wählen, die für den jeweiligen Tag eingeplant sind. Achten Sie die Nahrungsmittelfamilien. Wenn Sie auf mehrere Nahrungsmittel einer Familie reagieren, müssen Sie mit den damit "verwandten" vorsichtig umgehen.

Natürlich brauchen Sie nicht alles auf einmal essen, was unter dem jeweiligen Tag aufgelistet ist. Wählen Sie nach Ihrem Geschmack und lassen Sie das weg, was Sie nicht mögen. Zwingen Sie sich (oder Ihr Kind) niemals zu einem Nahrungsmittel, das Abneigung hervorruft. Es könnte ein verstecktes Allergen sein.

Von einigen der aufgeführten Lebensmittel haben Sie vielleicht noch nie gehört. Probieren Sie davon. Die Chance, dass Sie auf ein Nahrungsmittel zu reagieren, das Sie noch nie probiert haben, ist gering.

Es kann Tage geben, an denen Ihre Eiweiß-, Fett oder Zuckerzufuhr stark eingeschränkt ist. Machen Sie sich deswegen keine Sorgen. Es gibt genügend versteckte Eiweiße, Fette und Zucker, die über diese mageren Tage hinweg helfen.

Tag 1	
Vor Tagesbeginn fühle ich mich ☐ gut ☐ weiß nicht ☐ schlecht Symptome: ______ Am Ende dieses Tages fühle ich mich ☐ unverändert ☐ besser ☐ schlechter Symptome am Ende des Tages: ______	
Erlaubte Nahrungsmittelgruppen	**Erlaubte Nahrungsmittel (Auswahl ankreuzen)**
Obst	
Kürbisgewächse	☐ Alle Melonensorten
Rosengewächse	☐ Feige
Maulbeergewächse	☐ Kiwi
Süßmittel	
Gräser	☐ Rohrzucker, ☐ Malz
Gemüse	
Kürbisgewächse	☐ Gurken, ☐ Zucchini, ☐ Kürbis
Malvengewächse	☐ Okra
Gewürze	alle, auf die Sie nicht reagieren (Produktnamen auflisten):
Nüsse und Samen	
Rosengewächse	☐ Mandeln
Proteagewächse	☐ Makademia
Öle und Fette	
Rosengewächse	☐ Mandelöl und -butter
Malvengewächse	☐ Baumwollsaatöl
Tee	
Rosengewächse	☐ Himbeerblättertee, ☐ Erdbeerblättertee, ☐ Hagebuttentee
Getreide, Mehle, Stärken	
Algen	☐ Agar Agar
Wolfsmilchgewächse	☐ Tapioka
Gräser	☐ Reismehl, ☐ Reismehlstärke, ☐ Naturreis, ☐ wilder Reis
Proteine oder Eiweiße	
Schalentiere	☐ Abalone, ☐ Muscheln, ☐ Austern, ☐ Schnecken, ☐ Tintenfisch
Wild	☐ Reh, ☐ Hirsch, ☐ Hase etc.
andere	☐ Froschschenkel

Tag 2	
Vor Tagesbeginn fühle ich mich ☐ gut ☐ weiß nicht ☐ schlecht Symptome: ____ Am Ende dieses Tages fühle ich mich ☐ unverändert ☐ besser ☐ schlechter Symptome am Ende des Tages: ____	
Erlaubte Nahrungsmittelgruppen	**Erlaubte Nahrungsmittel (Auswahl ankreuzen)**
Obst	
Apfel	☐ Apfel, ☐ Birne, ☐ Quitte
Mangogewächse	☐ Mango
Heidegewächse	☐ Heidelbeere, ☐ Preiselbeere
Immergrün	☐ Guave
Ebenholz	☐ Dattelpflaume, ☐ Kakifrucht
Beeren	☐ Stachelbeere, ☐ Johannisbeere
Süßmittel	
Ahorn	☐ Ahornsyrup
Hülsenfrüchte	☐ Carob Syrup
Rüben	☐ Rübenzucker, ☐ Molasse
Gemüse	
Rüben	☐ Rote Rübe, ☐ Mangold, ☐ Spinat
Hülsenfrüchte	☐ Bohnen und Sprossen, ☐ Linsen, ☐ Erbsen, ☐ Erdnüsse, ☐ Sojabohnen
Gewürze	
Immergrün	☐ Maggikraut, ☐ Gewürznelke, ☐ Pimento, ☐ Muskat
Ingwer	☐ Ingwer
Nüsse und Samen	☐ Cashew, ☐ Pistazien, ☐ Sesam
Flachs	☐ Leinsamen
Öle und Fette	
Hülsenfrüchte	☐ Erdnussöl und butter, ☐ Sojaöl und Sojamargarine
Schwein	☐ Schweineschmalz
Sesam	☐ Sesamöl
Tee	☐ Luzerne (Alfalfa), ☐ Süßholz
	☐ Ingwer
	☐ Ginseng
Getreide und Mehle	
Amaranthae	☐ Amaranth
Flachs	☐ Leinsamenmehl
Sesam	☐ Sesammehl
Hülsenfrüchte	☐ Sojamehl, ☐ Erdnussmehl
Proteine oder Eiweiße	
Hülsenfrüchte	☐ Tofu
Kaninchen	☐ Kaninchen
Schalentiere	☐ Krebse, ☐ Langusten, ☐ Hummer, ☐ Garnelen
Schwein	☐ Schweinefleisch und -produkte

Tag 3	
Vor Tagesbeginn fühle ich mich ☐ gut ☐ weiß nicht ☐ schlecht Symptome: ____ Am Ende dieses Tages fühle ich mich ☐ unverändert ☐ besser ☐ schlechter Symptome am Ende des Tages: ____	
Erlaubte Nahrungsmittelgruppen	**Erlaubte Nahrungsmittel (Auswahl ankreuzen)**
Obst	
Zitrusfrüchte	☐ Mandarine, ☐ Zitrone, ☐ Orange, ☐ Grapefruit, ☐ Kumquat, ☐ Lychee
Geißblatt	☐ Holunderbeere
Palmengewächse	☐ Kokusnuss, ☐ Dattel, ☐ Sago
Ananas	☐ Ananas
Süßmittel	
Gräser	☐ Maiszucker und -syrup, ☐ Dextrose
Palmengewächse	☐ Datteln und Dattelzucker
Gemüse	
Buche	☐ Kastanie
Kreuzblütler	☐ Möhren, ☐ Sellerie, ☐ Fenchel, ☐ Petersilie
Gräser	☐ Bambus, ☐ Mais
Fungus	☐ Alle Pilze
Gewürze	
Kreuzblütler	☐ Anis, ☐ Kümmel, ☐ Koriander, ☐ Dill, ☐ Fenchel, ☐ Petersilie
Nüsse und Samen	
Buche	☐ Kastanie
Walnuss	☐ Walnuss, ☐ Pekannuss
Öle und Fette	
Gräser	☐ Maisöl und Margarine
Walnuss	☐ Walnussöl
Kuhmilchprodukte	☐ Butter
Tee	
Kreuzblütler	☐ Anis, ☐ Kümmel, ☐ Fenchel
Getreide und Mehle	
Buche	☐ Kastanienmehl
Gräser	☐ Gerste ☐ Bambussprossen, ☐ Maismehl und Stärke, ☐ Hirse, ☐ Haferflocken, ☐ Roggen, ☐ Weizen
Proteine	
Ruminant	☐ Lamm, ☐ Rindfleisch, ☐ Hammel, ☐ Ziegenmilch & -käse
Kuhmilchprodukte	☐ Kuhmilch und andere Milchprodukte inkl.Joghurt, ☐ Käse
Süßwasserfische	☐ Forelle, Barsch, Hecht etc.

Tag 4	
Vor Tagesbeginn fühle ich mich ☐ gut ☐ weiß nicht ☐ schlecht Symptome: ____________ Am Ende dieses Tages fühle ich mich ☐ unverändert ☐ besser ☐ schlechter Symptome am Ende des Tages: ____________	
Erlaubte Nahrungsmittelgruppen	**Erlaubte Nahrungsmittel (Auswahl ankreuzen)**
Obst	
Papaya	☐ Papaya
Banane	☐ Banane
Buchweizen	☐ Rhabarber
Trauben	☐ alle Trauben, ☐ Rosinen
Lorbeer	☐ Avocado
Süßmittel	
Trauben	☐ Traubenzucker, ☐ Rosinen
Honig	☐ Honig
Gemüse	
Distelgewächse	☐ Artischocken, ☐ alle Salatsorten, ☐ Brokkoli, ☐ Blumen- und Rosenkohl, ☐ Kohlrabi, ☐ alle Kohlgemüse, ☐ Rettich, ☐ Meerrettich, ☐ Senf, ☐ Wasserkresse
Nachtschattengewächse	☐ Aubergine, ☐ Kartoffeln, ☐ Tomaten, ☐ Paprika, ☐ Pepperoni, ☐ Pfeffer
Liliengewächse	☐ Schnittlauch, ☐ Lauch, ☐ Knoblauch, ☐ Zwiebel
Oliven	☐ Alle Oliven
Gewürze	
Nachtschattengewächse	☐ Salbei ☐ Bohnenkraut, ☐ Thymian, ☐ Majoran, ☐ Oregano, ☐ Pfefferminze, ☐ Basilikum, ☐ Curry, ☐ Pfeffer, ☐ Paprika, ☐ Zitronenmelisse
Lorbeer	☐ Lorbeerblatt, ☐ Zimt
Nüsse und Samen	
Buche	☐ Kastanien
Birken	☐ Haselnuss
Koniferen	☐ Pinienkerne
Disteln	☐ Sonnenblumenkerne
Öle und Fette	
Disteln	☐ Sonnenblumenöl und margarine, ☐ Distelöl und -margarine
Olive	☐ Olivenöl
Tee	
Nachtschattengewächse	☐ Pfefferminze, ☐ Thymian, ☐ Majoran, ☐ Salbei, ☐ Zitronenmelisse
Papaya	☐ Papaya
Getreide und Mehle	
Pfeilwurz	☐ Pfeilwurzmehl
Nachtschattengewächse	☐ Kartoffelmehl und -stärke
Buchweizen	☐ Buchweizenmehl
Proteine	
Vögel	☐ alle Geflügel, Vögel und deren Eier (Huhn, Ente, Gans, Truthahn, Fasan, Taube, Wachtel etc.)
Fische	☐ alle Salzwasserfische (Anchovis, Heilbutt, Hering, Lachs, Dorsch, Scholle etc.)

KAPITEL 14

-

Ratschläge für gesundheitsbewusste Menschen

Viele Patienten haben Schwierigkeiten die Ursache ihrer Gesundheitsprobleme zu identifizieren. Auch wenn keine deutlichen Reaktionen vorliegen, sollte die Möglichkeit einer versteckten oder maskierten Allergiereaktion nicht ausgeschlossen werden. Selbst wenn Sie sicher sind, dass Sie überhaupt nicht allergieanfällig sind, können Sie mit der Wechseldiät ihr Allgemeinempfinden verbessern. Beachten Sie folgende Regeln:

1. Essen Sie niemals zu viel von einem bestimmten Nahrungsmittel. Wenn Sie immer das Gleiche essen, belasten Sie ein bestimmtes Organ zu viel und irgendwann wird sich dieses Organ wehren.
2. Nehmen Sie öfter kleinere Mahlzeiten zu sich, diese sind weniger organbelastend.
3. Führen Sie ein Tagebuch. Schreiben sie genau auf, was Sie essen, damit Sie schwierige Nahrungsmittelkombinationen, die belastend wirken, lokalisieren können. Die Wechseldiät kann solche Probleme lösen. Wenn Sie beispielsweise nach dem Gemüseeintopf Blähungen erleiden, sollten Sie herausfinden, welche Nahrungsmittel das Problem auslösen. Sind es die Zwiebeln, die Bohnen oder das Schweinefleisch? Oder sind die Gewürze oder der Gewürzverstärker schuld? Es könnte auch sein, dass Blähungen nur dann auftreten, wenn Bohnen und Schweinefleisch kombiniert werden. Sobald Sie das wissen, können Sie das leidige Problem vermeiden.
4. Sobald Sie herausgefunden haben, auf was Sie reagieren, sollten Sie dieses oder diese Nahrungsmittel für die nächsten sechs Wochen meiden. Sie werden sich schneller besser fühlen und bald über ein größeres Energiepotential verfügen können.

Ratschläge für besonders Empfindliche

Das Diättagebuch

Das Diättagebuch ist, wie jedes Tagebuch, nicht nur für Aufzeichnungen gedacht, sondern lässt Zusammenhänge erkennen. So lernen Sie beispielsweise, dass bei Ihnen der Genuss von Weizenflocken Durchfall auslöst, Haferflocken dagegen problemlos vertragen werden. Früher haben Sie den Zusammenhang vielleicht vermutet; jetzt ist er in dem Diättagebuch dokumentiert und wenn Sie immer noch annehmen, dass der Zufall mitspielt, kann das Experiment beliebig wiederholt werden. Dokumentieren Sie Ihre Detektivarbeit, überzeugen Sie sich selbst.

Sie können Ihrem Arzt die Resultate vorlegen. Wenn er fortschrittlich und präventiv denkt, wird er diese Information schätzen und zusätzlich Hilfestellung leisten. Wenn er Ihre Informationen ablehnt, sind Sie an der falschen Adresse.

Das Diättagebuch unterstützt Sie ganz sicher in Ihren Bemühungen um Disziplin. Für Patienten, die unter Suchtverhältnissen leiden, sind die täglichen Aufzeichnungen eine wichtige und absolut notwendige Hilfestellung. Darüber hinaus ist dieses Tagebuch eine Aufzeichnung Ihres Fortschritts, es zeigt Erfolge wie auch Misserfolge und erinnert Sie an Ihr Suchtverhalten.

Verfolgen Sie Ihre Erfolge, erinnern Sie sich an die Tage voller Energie und Tatenkraft! Dann rückt alles schnell wieder in die richtige Perspektive und Sie finden die nötige Kraft zum Weitermachen.

Diätvorschläge

Das folgende Muster gibt Ihnen Anhaltspunkte, wie Sie das Diättagebuch am besten führen:

Montag, den__________________

Notizen: Um 7:00 aufgewacht. Bin schlapp und müde. Konnte am Vorabend meine Ringe nicht abnehmen, weil Finger geschwollen waren. Sind immer noch geschwollen. Hatte zwei Bier getrunken und bin erst nach Mitternacht ins Bett gegangen bin. Hab' zu nichts Lust.

Frühstück:

- Weizenflocken mit Sojamilch und Erdbeeren
- Schwarzer Kaffee

Zwischenmahlzeit

- Apfel und Trockenbrot, Apfelsaft mit Mineralwasser

Mittagessen:

- Kartoffelsalat mit blauer Forelle
- Grüner Salat mit Essig und Öl

Zwischenmahlzeit:

- Apfelschnitte (sehr süß, zu viel Zuckerguss), Kaffee mit Zucker und Sahne. Etliche Schokoladeneier. (Kollege hatte Geburtstag und deshalb Kaffee und Kuchen. Fühlte mich echt aggressiv. Jetzt bin ich kaputt und steh' total neben mir. Schoko! Blöd' bin ich. Zuviel Süßes!!)

Abendessen:

- Wurst und Käsebrot mit Tee und zwei Plätzchen.
- Hatte keine Lust zum Kochen. Schlief beim Lesen ein, was mir selten passiert. Heute war ich unproduktiv. Ob's jemand gemerkt hat? Morgen werde ich mich daran halten. Schluss mit der Nascherei. Finger stark geschwollen. Habe heute 2 Pfund zugenommen!!

Dienstag, den________________

Frühstück:

- Haferflocken in Wasser gekocht mit Blaubeeren vermischt. Sonst nichts. Kein Honig oder Süßmittel, auch kein Kaffee. Heute muss ich mich wirklich halten. Fühle mich immer noch nicht gut. Gewicht ärgert mich.

Mittagessen:

- Tunfisch und Tomaten auf grünem Salat mit Essig und Öl

- nichts dazwischen. Fühle mich auch schon etwas besser. Wasser zum Trinken. Sonst nichts.

Abendessen:

- Gedünstetes Karottengemüse und gekochte Kartoffeln. Kein Salz. Nur Kräuter und etwas Pfeffer. Mineralwasser zum Trinken und sonst nichts. Bin eisern und fühle mich auch schon etwas besser. Wasseranlagerung lässt endlich nach. Gewicht noch das Gleiche.

Mittwoch, den_____________

Frühstück:

- Grapefruit und -saft. Eine Scheibe Toast ohne alles.
- Ringe gehen ab. Ich will sie heute auch nicht tragen. Fühle mich gut und erfrischt, obwohl ich nur sechs Stunden geschlafen habe. Musste zweimal aufstehen und Wasserlassen.

Mittagessen:

- Gekochtes Rindfleisch mit Reis und Gemüse. Kein Nachttisch. Apfelschorle, sonst nichts. Fühle mich auch wieder richtig wohl.

Abendessen:

- nur Obst, trockenes Brot und Apfelschorle. Zu faul zum Kochen. Gewicht wieder normal. War ein arbeitsreicher, guter Tag. Chef hat es bemerkt.

Was diese Informationen zeigen:

1. Bier verursacht Wasseranlagerung in den Geweben; die Finger schwellen an.
2. Müdigkeit und Hang zur Aggression wird wahrscheinlich durch Schokolade und Süßes ausgelöst. Welche Form von Zucker die Reaktion auslöst, kann durch geschicktes Testen der einzelnen Nahrungsmittel (Schokolade, Zucker) herausgefunden werden.
3. Ob Wurst und Käse zu dem Energieabfall beiträgt, sollte auch ausgetestet werden.
4. Brot oder Weizen ist kein Problem, denn sonst würden Sie sich weiter schlechtfühlen (Brot gab es am Mittwoch zum Abendessen und auch zum Frühstück).

Verzeichnis versteckter Allergene

Gewisse Nahrungsmittel tauchen in den verschiedensten Formen auf. Damit Sie Ihrem Allergieauslöser wirklich ausweichen können, haben wir die folgenden Listen für sie zusammengestellt.

Maisprodukte	
Back und Süßwaren	**Fertiggerichte,** *generell verbirgt sich hinter der Deklaration "Stärke" meist Maisstärke.*
Backpulver, Maizena, Puddingpulver und Cremegebäck, Kuchen und Torten-verzierungen Fertigbackmischungen, Desserts, Kekse und Bonbons, Popkorn, Cornflakes, alles das Glukosesirup enthält, Polenta	Vanillesoßen und andere Fertigsoßen; häufig auch Restaurantsoßen. Fertigmischungen für Pfannkuchen, Klöße, Kartoffelpuffer, Tortillas, Cremige Soßen und Gemüsezubereitungen, Tütensuppen und soßen, Salatsoßen, Remouladen, Ketchup
Brotaufstriche	**Getränke**
Margarine, Marmelade und Gelees, Erdnußbutter, viele Streichkäse	Milch in Pappkartons, gesüßte Fruchtsäfte, Limonaden, Softdrinks
Kosmetik	**Sonstiges**
Makeup, Zahnpasta	Hustensyrup, Zäpfchen, Gummierung von Kuverts, Kaugummi, Traubenzucker (Dextrose)

Eihaltige Produkte	
Back und Süßwaren	**Gerichte**
Kuchen und Torten, Nudeln und Nudelgerichte, Backmischungen, Brote und süße Brötchen, Waffeln, Kekse und Plätzchen, Tortenverzierungen, Pudding, Schaumgebäck und Negerküsse, Eiscreme, ProteinDrinks, Kakaogetränke, Ovomaltine	panierte Gerichte, manche Wurstsorten, manche Suppen, Sauce Hollandaise, gewisse Soßen, Souffles, Mayonnaise, Remoulade, Fertigdesserts, Hackbraten, Frikadellen, Nockerl

Kuhmilchprodukte	
Back und Süßwaren	**Gerichte**
Kuchen, Torten, Plätzchen, Kekse, Milchbrötchen, Waffeln, Kräcker, Zwieback, Schokolade, Eiscreme, Molke und molkehaltige Produkte, milchzuckerhaltige Produkte, Butter und Margarine (enthält meist auch Butterfett oder Milch), Würstchen und gewisse Wurstsorten, Kakaogetränke	Butter, Rahm und Käsesoßen, Käse, Quark, Kartoffelbrei, Kartoffeln au Gratin, Rührei, Caseinhaltige Produkte, Souffle, Pudding, Desserts
Homöopathica *in Tabletten- oder Kügelchenform sind meist auf Milchzuckerbasis erstellt*	**Supplemente**
Margarine, Marmelade und Gelees, Erdnußbutter, viele Streichkäse	Vitamin und Mineralstoffprodukte könne Milchzucker enthalten

Schweinefleischhaltige Produkte
Schinken, Wiener Würstchen und viele Wurstsorten, Dosenfleisch, Schmalz und viele Backfette, frittierte Nahrungsmittel in Restaurants, exotische Fertiggerichte, Instant Milchpulver (Milchersatz für Kaffee), Klebstoff von Milchkartons, Gelatine (oft auch in Desserts wie Götterspeise), Medikamentenkapseln, Glyzerin in Seifen und Kosmetika

Sojahaltige Produkte
gewisse Frühstücksflockenmischungen, Milchersatz, Sojamilch, Sojasauce, Tofu, Sojaöl (auch häufig in pflanzlichen Mischölen und -margarinen), Lezithin (wird häufig als "Emulgator" verwendet), Vitamin E kann von Soja gewonnen sein. Soja als Ersatzstoff ist mit Einführung des europäischen Binnenmarktes auch in Wurst, Butter und anderen Nahrungsmitteln erlaubt. **Soja-Kontaktallergien:** Vermeiden Sie Polituren, Anstriche, Lacke, Druckfarbe, Massagecremes, Klebstoffe, Fette und Schmieröle.

Weizenhaltige Produkte
fast alle Brot und Brötchensorten, auch Roggenmehlprodukte sind meist mit Weizen gemischt, Kuchen, Kekse, Torten und andere Backsorten, Frühstücksflockenmischungen wie Müsli, Malzprodukte, Weizen und Grahammehl, Buchweizenmehl ist oft mit Weizen gemischt, Grünkern und -mehl, Grieß, Ovomaltine, Malzkaffee, einige Biersorten, Knödel und andere Klöße können Weizenmehl enthalten, angedickte Soßen, Brühwürste, Couscous

Hefehaltige Nahrungsmittel
Brauereihefe, Torula-Hefe, Bäckerhefe, Brote und Brötchen, Gebäck, Kuchen, Torten, Kräcker, mit Vitamin B angereichertes Mehl, Fertigmüslis, alle Malzgetränke, alle fermentierten und alkoholischen Getränke, Ketchup, Instant Gemüsebrühe, alle B-Vitamine, die aus Hefe gewonnen werden **Bitte beachten:** Zucker nährt die Hefe. Bei Hefeempfindlichkeit muß der Zucker und Alkoholkonsum drastisch eingeschränkt werden.

Bringen Sie Abwechslung in Ihren Speiseplan

Eine allergenfreie Wechseldiät braucht nicht einschränkend zu sein. Wenn Sie sich nach dem folgenden Lebensmittelverzeichnis richten, können Sie nach wie vor leckere Gerichte schlemmen. Selbst Ihre Lieblingsspeise muss nicht unbedingt vom Speiseplan gestrichen werden, denn das folgende Verzeichnis gibt genügend Ausweichmöglichkeiten. Nehmen wir an, Sie essen gerne gebundene Soßen oder backen gerne Kuchen, doch Sie dürfen in den nächsten Wochen weder Weizenmehl noch Maisstärke verwenden. Im folgenden Lebensmittelverzeichnisliste können Sie erlaubte Bindemitteln oder Mehlsorten finden, dazu gehören beispielsweise Kartoffel, Amaranthmehl oder Tapiokastärke.

Die Suche ist einfach. Schlagen Sie unter dem Stichwort Mehl nach; Sie finden dort nicht nur alle möglichen Mehlsorten, sondern auch die die entsprechenden Mengen, die Sie zum Backen oder Kochen benötigen. Zwei Tassen Reismehl ersetzen beispielsweise eine Tasse Weizenmehl, oder 1 1/2 Tassen Gerstenmehl eine Tasse Kartoffelmehl.

Unter dem Stichwort Ei oder Butter finden Sie Ersatzmittel, die Ihnen das Backen und Kochen Ihrer Lieblingsgerichte weiterhin möglich machen.

Machen Sie Gebrauch von diesen Alternativen; entfalten Sie Ihre Kreativität; experimentieren Sie und lassen Sie sich's schmecken.

Achten Sie auf jeden Fall auf die Zusammensetzung aller fertigen Nahrungsmittel. Meiden Sie Konservenprodukte, denn diese enthalten sehr häufig versteckte Allergene.

Die Nahrungsmittel-Austauschliste

Austauschmöglichkeiten: Die angegebene Menge entspricht der Menge des auszutauschenden Nahrungsmittel. Ist keine Mengenangabe vorhanden, so entspricht die Austauschmenge der Menge des auszutauschenden Nahrungsmittels (z.B. 1 TL Margarine ersetzt 1 TL Butter)

A	**Agar Agar**	siehe Gelatine
	Ahornsirup	siehe Zucker
	Amaranthmehl	siehe Maisstärke
B	**Backpulver, 1TL**	2 TL Weinsteinpulver oder 2 TL Backsoda (Natron) oder 1 1/2 TL Weinstein + 1/2 TL Backsoda oder 1/2 Tasse Pottasche und 1 Tasse Weinstein und 1 Tasse Pfeilwurzmehl mischen und durchsieben. 1 TL dieser Mischung entspricht 1 TL Backpulver
	Bohnen, 1 Tasse	Weiße Bohnen, Saubohnen, Feuerbohnen, Nierenbohnen, Linsen (2 Tassen)
	Brühwürfel, 1 TL	1 TL Sojasauce oder 1 TL Maggi oder 1 TL Hühnerbouillonpulver oder 1 TL Rinderbouillonpulver oder 1 TL Mineralbouillon oder 1 TL Worcestersauce, 1 TL Seetangpulver oder 1 TL Selleriesalz oder 1 1/2 TL Mineralsalzmischung oder 1 TL Mischung aus: 1 TL Sesamsamen, gemahlen, 1 TL Rosmarin, 1 TL Thymian, 1 TL Petersilie, fein gehackt, 1 TL Paprika und Kräuter Ihrer Wahl
	Butter, 1 TL	Sojaölmargarine oder Distelölmargarine oder Avocado 1 TL der Mischung aus: 1/2 Tasse Wasser 1/2 Tasse Möhrensaft, 2 TL Sojamilchpulver langsam hinzufügen: 1/2 Tasse Sojaöl, 1 1/4 Tasse Kokosöl Masse mixen bis sie eingedickt ist. Dann im Kühlschrank fest werden lassen. Oder 1 TL der Mischung aus: 1/2 Tasse Sojabohnenmehl, 1/2 Tasse Wasser 10 Min. kochen lassen, schnell abkühlen und im Mixer weiterverarbeiten mit 1 TL Salz, 2/3 Tasse Sojaöl langsam zugeben. Gut durchschlagen und im Kühlschrank aufbewahren.
	Buttermilch, 1 Tasse	entrahmte Milch (Ziege, Kuh, etc.) 1 Tasse auf Zimmertemperatur erwärmen, dann 1 TL Zitronensaft zufügen und 5 Min im Mixer verrühren
C	**Carob**	siehe Kakao
	Cashew Nüsse	Siehe Nüsse

E	**Ei, zum Backen**	1 EL Öl und 2 EL Wasser oder 2 Eigelb und 1 EL Wasser
	Ei für Pudding und süße Füllungen	1 EL Maisstärke oder 4 EL Erdnußbutter und 2 EL Zitronensaft oder1 EL Agar und 2 EL Wasser oder2 EL Gelatine
	Anstatt Eigelb zum Binden	1 Tasse Sojamehl und 2 Tassen Wasser im Mixer verrühren bis Masse dick wird. Bei niedriger Temperatur 1 Stunde kochen, dann 2 EL Distelöl und 1/2 TL Salz unterrühren. 3 TL entsprechen 1 Eigelb
	Anstatt Eiweiß	5 EL Leinsamen in 5 Tassen kaltem Wasser einweichen, dann 25 Min langsam kochen lassen. Gut ausdrücken, im Kühlschrank abkühlen und danach wie Eiweiß schlagen. (Zum verbacken nicht geeignet)
	Eipulver	1 Eiweiß + 2 1/4 TL Magermilchpulver + 2 TL Distelöl. Alles mixen. Entspricht 1 Ei. Oder 1 Tasse Dosenmilch oder 1 Tasse Ziegenmilch
	Erdnüsse	siehe Nüsse
	Erdnußbutter	Mandelbutter, Sesambutter
	Essig, 1 EL	1 EL Zitronensaft
F	**Fruktose**	siehe Zucker
G	**Gelatine, flüssig:**	1 EL Agar Agarflocken und 2 Tassen Saft oder Wasser
	Gelatine, fest	1 EL Agar Agarflocken und 1 1/2 Tassen Flüssigkeit
	Gerstenmehl	Siehe Mehl
	Graupen	Siehe Reis
H	**Haferflocken, 1 Tasse**	Roggenflocken oder *Sojaflocken*
	Hefe, TL	2 TL Backpulver
	Honig	siehe Zucker
K	**Käse (Kuhmilch)**	Ziegenkäse, Schafskäse (in den meisten Gerichten dient Käse nur zur Geschmacksbetonung und kann weggelassen werden).
	Kakao, 1 EL	Carobpulver (Johannisbrotpulver)
	Kartoffelmehl	siehe Mehl
	Kartoffelstärke	siehe Maisstärke
	Ketchup	Stellen Sie Ihren eigenen her: 1 Tasse Tomatenmark oder 6 große pürierte Tomaten, 1/4 Tasse Distelöl, 1 EL Honig, nach Belieben1 EL Zitronensaft, 1/4 TL Knoblauchsalz, 1/2 TL Salz, 1 Prise Basilikum. Alle Zutaten im Mixer verarbeiten und kühl aufbewahren.
	Knoblauch, 1 Zehe	1 EL gehackte Zwiebel oder 1 EL gehackter Lauch
	Kuhmilch	siehe Milch

L	**Linsen**	siehe Bohnen
M	**Maiskeime**	siehe Weizenkeime
	Maismehl	siehe Weizenmehl
	Maisstärke, 1 EL	2 EL Pfeilwurzstärke oder 2 EL Gerstenmehl oder 1 EL Kartoffelstärke oder 1 EL Tapiokamehl oder 1 EL Reisstärke
	Mandeln	siehe Nüsse
	Mandelmilch	siehe Milch
	Margarine	siehe Butter
	Mayonnaise	Substitut ohne Ei: 1/2 Tasse Sojamilch, 2/3 Tasse Sojaöl, 1/4 TL Salz, 1/4 TL Zwiebelsalz, 1/4 TL Senfsamen, gemahlen, 1/2 TL Paprika, süß, ein Spritzer Worchestersauce, 2 EL Zitronensaft. Milch und Gewürze mischen. Dann während mixen, tropfenweise Öl hinzufügen bis Masse dicklich wird. Zuletzt Zitronensaft dazugeben. Kühlen.
	Mehl (Weizen) 1 Tasse	1 1/2 Tassen Gerstenmehl oder 2 Tassen Reismehl oder 1 1/2 Tassen Hafermehl oder 1 Tasse Kartoffelmehl oder 1 1/2 Tassen Hirsemehl oder 1 Tasse Sojamehl oder 2 Tassen Amaranthmehl oder 2 Tassen Tapiokamehl
	Milch (Kuh)	Sojamilch oder 1 Tasse Ziegenmilch oder Stutenmilch (sehr ähnlich der Muttermilch), Mandelmilch Herstellung: 1 Tasse blanchierte Mandeln, 4 Tassen kaltes Wasser, 1 EL Öl. Alles im Mixer verarbeiten, u.U. durchseihen (nicht notwendig, wenn Milch zum Kochen verwendet wird. Oder Cashewmilch, Herstellung: 1 Tasse Cashewkerne & 4 Tassen Wasser (Zubereitung wie oben) Oder1 Tasse Zucchinimilch: 2 kleine bis mittlere Zucchini, waschen, schälen, und kleinschneiden. Auch Mark und Samen verwenden. Solange in Mixer verrühren bis eine glatte Flüssigkeit entstanden ist. Als Milchersatz zum Kochen verwenden.
	Molasse	siehe Zucker
N	**Nudeln**	gibt es in den verschiedensten Varianten. Etiketten lesen, denn selbst Mais, Soja oder Buchweizennudeln können Weizen und Ei enthalten. Ausnahme: Reisnudeln (sind nur aus Reis)
	Nüsse	Mandeln, für Milch, Backen und Salate, Cashew, für Milch, Nußbutter, Saucen, Walnüsse, für Kuchen und Mehl, Erdnüsse, zur Butterherstellung
Ö	**Öle**	Distelöl, Erdnußöl, Leinsamenöl, Sonnenblumenöl, Maisöl, Weizenkeimöl, Walnußöl, Olivenöl
P	**Pfeffer**	1/4 TL Cayennepfeffer oder 1/4 TL 1/4 TL Curry oder 1/2 TL Paprika 1/4 TL Chilipulver oder 1 EL Zwiebelsalz
Q	**Quark,1 Tasse**	Tofu, Feta (Schafskäse)

R	**Reis, 1 Tasse**	3/4 Tasse Naturreis oder 3/4 Tasse wilder Reis oder 1 Tasse Quinoa oder 1 Tasse Hirse, 1 Tasse Graupen
	Reismehl	siehe Mehl
	Reisstärke	siehe Maisstärke
	Rosinen, 1 Tasse	3/4 Tasse getrocknete Früchte, 1 Tasse Korinthen (auch aus Trauben gewonnen)
S	**Sahne, 1 Tasse**	Ersatz für Sahnesoßen: 1 EL Olivenöl, 1 Tasse Mandelmilch, 1 EL Pfeilwurzmehl. Pfeilwurzmehl und Öl erhitzen, 3 Min. kochen, dann Mandelmilch langsam zugeben. Als Ersatz für süße Sahne: 1 EL Süßmittel zufügen
	Schlagsahne	1/3 Tasse eisgekühltes Wasser, 1 1/4 EL Zitronensaft, 1/2 EL Vanille, 1/3 Tasse Magermilchpulver (oder Soja), 2 EL Fruktose oder anderes Süßmittel, Wasser, Zitrone und Vanille verrühren. Milchpulver dazugeben. 5-10 Min. schlagen, dann langsam Süßmittel dazugeben und weitere 12 Min. schlagen.
	Saure Sahne	fettarmer Joghurt oder Sojaersatz
	Salz	siehe Brühwürfel
	Sesamsamen, 1 EL	Sonnenblumenkerne, Kürbiskerne (geschält), Leinsamen, Mohn
	Sojasauce	siehe Brühwürfel
T	**Tapiokastärke**	siehe Maisstärke, Mehl
	Tofu	siehe Quark
W	**Walnüsse**	siehe Nüsse
	Weizenkeime	1 Tasse Maiskeime oder 3/4 Tasse Gerstenflocken oder 3/4 Tasse Sojaflocken
	Weizenmehl	siehe Mehl
Z	**Ziegenmilch**	siehe Milch
	Zimt, 1 EL	1 EL Koriander oder Mischung aus 3 EL Koriander und 1 TL Anis
	Zitronensaft	siehe Essig
	Zucker, 1 Tasse	Ahornsirup oder 3/4 Tasse Dattelsirup oder 3/4 Tasse Honig oder 3/4 Tasse Fruktose (Fruchtzucker) oder 3/4 Tasse Molasse oder 3/4 Tasse Maissirup oder 1 Tasse Birnendicksaft
	Zwiebelsalz	siehe Salz oder Pfeffer oder Brühwürfel

Anmerkung: 1 TL = 1 Teelöffel; 1 EL = 1 Esslöffel

Damit Sie sich nicht unnötig mit Abmessen und wiegen aufhalten müssen, wird hier die Einheit Tasse verwendet: 1 Tasse entspricht etwa 200 250 ml.

Gesunde Feinschmeckerkost

Die folgenden Rezepte enthalten wenig Fleisch und Fisch. Um die Anforderungen der Wechseldiät zu erfüllen, können Sie Fleisch und Fischgerichte mit hinzufügen, teilen Sie aber alles im 4Tage Rhythmus auf.

Versuchen Sie ohne Bratpfanne auszukommen und grillen Sie auch nicht zu häufig. Dünsten und backen Sie lieber. Das ist Ihrer Gesundheit wesentlich zuträglicher.

Gehen Sie vorsichtig mit Fetten um. Fettreiche Nahrung ist nicht nur kalorienreich, sondern begünstigt den Zellverfall und die Krebsanfälligkeit. Anstatt Gemüse in butterreichen Soßen zu kochen, sollten Sie dünsten. Ein einfacher Dämpfeinsatz leichtert Ihnen die Arbeit.

Salz ist nicht notwendig. Geben Sie lediglich 1/2 bis 1 Tasse Wasser in den Dämpfer, dazu das Gemüse in den dafür vorgesehenen Einsatz und bringen alles zum Kochen.

Wissenswertes zum Kochen

Je länger Sie Gemüse dämpfen, umso weicher wird es. Hitze führt zwar weniger zu Mineralstoffverlust, zerstört jedoch die Vitamine. Eine lange Kochzeit reduziert jedoch den Vitamingehalt der Nahrung. Achten Sie auf die Farbveränderung von Grüngemüsen. Sobald sich das satte Grün erhellt, ist das Gemüse knackig gar und noch nährstoffreich.

Beim Garen verschiedener Gemüsesorten, legen Sie Wurzel und Knollengemüse, die eine längere Kochzeit benötigen, zuunterst. Darauf werden Gemüse wie Bohnen und Erbsen gehäuft. Gemüse wie Broccoli oder Blumenkohl, die eine noch kürzere Garzeit haben, legen Sie obenauf.

Schütten Sie das Garwasser nicht weg. Es ist vitamin- und mineralstoffreich und kann zur Zubereitung von Suppen und Soßen verwandt werden. Oder trinken Sie es, auch damit wird Ihr Nährstoffbedarf zusätzlich gedeckt.

Mit einem Wok kann gesundheitsgerecht gegart werden. Diese einfache und schnelle Art der Nahrungsmittelzubereitung sollte alle berufstätigen Köche begeistern.

Mais-, weizen-, milchfreie und eilose Köstlichkeiten

Gerstenbrot

3 Tassen Gerstenmehl

1/3 Tasse warmes Wasser

1/4 TL Backpulver

1/2 TL Meersalz

Aus den Zutaten einen weichen Teig kneten und fingerdicke Röllchen formen. In heißem Öl schwimmend ausbacken. Heiß mit Ahornsirup servieren.

Knoblauchbrotaufstrich mit Tofu

1/2 Tasse Olivenöl

1/4 Tasse Distelöl

6 Knoblauchzehen, fein gehackt

1/2 EL Zwiebelsalz

1/4 TL Salz

2 EL Tofu

Alle Zutaten im Mixer verrühren und vor Gebrauch kühlstellen.

Sojapuffer

1 Tasse Sojaflocken

2 1/2 Tassen Wasser

1 TL Petersilie, fein gehackt

1/4 TL Basilikum

1/2 TL Salz

1 kleine Zwiebel, klein gehackt

2/3 Tasse Gerstenmehl

Öl zum Backen

Sojaflocken in das kochende Wasser rühren, die Gewürze hinzugeben und dann 1015 Min köcheln lassen. Häufig rühren bis alles angedickt it. Dann die Zwiebeln und das Mehl zugeben, gut rühren und 510 Min ruhen lassen.

Bratpfanne mit Öl ausstreichen (nicht zu viel Öl benutzen) und erhitzen. Je 1 EL des Teiges flach aufstreichen in Pfanne und die Puffer bei mittlerer Hitze 35 Min. braten. Mit Tomatensauce, Salat oder Apfelmus servieren. Ergibt 10 Stück.

Linsensuppe

7 Tassen Wasser

3 Tassen Linsen

1 Lorbeerblatt

Zusammen langsam kochen.

Dünsten Sie inzwischen in 2 EL Öl und etwas Wasser:

2 Möhren,

3 Kartoffeln,

1 Zwiebel,

1 Knoblauchzehe, alles kleingehackt

Sobald das Gemüse weich ist, zu den Linsen geben. Eine halbe Stunde vor dem Auftragen fügen zusätzlich hinzufügen:

1 Prise Pfeffer

1 TL Thymian

1 TL Basilikum

Petersilie, fein gehackt

1/4 Tasse Zitronensaft

2 klein gehackte Tomaten

Gemüsesuppe

8 Tassen beliebiges kleingehacktes Gemüse

1 große Zwiebel, fein gehackt

2 Tassen Sellerie, kleingehackt

8 Tassen Wasser

2 Gemüsebrühwürfel oder 2 TL Salz

1/4 TL Rosmarin

1 Lorbeerblatt

1/4 EL Pfeffer

1 EL Öl

Zwiebeln in Öl andünsten, dann alle übrigen Zutaten dazugeben und bei mittlerer Hitze 30 Min oder länger kochen.

Erbseneintopf

6 Tassen Wasser

3 Tassen getrocknete Erbsen

1/2 TL Senfsamen

Langsam kochen bis Erbsen weich sind.

In 2 EL Öl die folgenden Zutaten dünsten und sobald Erbsen halbgar sind hinzufügen:

3 kleingeschnittene Möhren

2 Kartoffeln, gewürfelt

1 gehackte Zwiebel

1 Knoblauchzehe

15 Minuten vor dem Servieren, noch hinzufügen:

1 TL Thymian

1/4 Tasse Rotweinessig

3 gehackte Tomaten

Brokkoli Topf

3 Tassen zerkleinerte Brokkoli

3/4 Tasse Butter

3 EL Gerstenmehl

1 Gemüsebrühwürfel

1 1/2 Tassen Sojamilch oder dergleichen Milchersatz

1/4 Tasse Wasser

1 Tasse kleingehackte Mandeln

1 EL Basilikum

1 EL Schnittlauch

2 EL Petersilie

Brokkoli kurz andämpfen und in eine Kasserolle geben. In einer Pfanne eine Einbrenne aus Butter, Mehl, Milch und Brühwürfel zubereiten, mit Kräutern vermischen und über Brokkoli gießen. Mandeln darüber streuen und im Ofen bei 200 Grad C für 15 Min backen.

Avocado Suppe

2 große Avocados

2 Tassen Hühnerbrühe

1/2 Tasse Sojamilch

Tofu und gehackte Petersilie zum Garnieren

Pfeffer und Salz nach Geschmack

Avocados halbieren. Kern entnehmen und Avocadofleisch entnehmen. Mit Milch in Mixer zu einem glatten Puree vermischen. Hühnerbrühe erhitzen und langsam das Avocadopuree dazugeben. Kann heiß oder kalt serviert werden.

Mit gehackter Petersilie und Tofuwürfel servieren.

Avocado Salat (Guacamole Salat)

2 Avocados, geschält und gewürfelt

1 Dose (zirka 1 Pfund) Tomaten, geschält und gewürfelt

1 Zwiebel, fein gehackt

2 TL Zitronensaft

1 TL Pfeffer

Salz nach Geschmack

Avocado, Tomaten und Zwiebeln mischen, würzen und auf Salatblättern oder in ausgehöhlten Tomaten servieren.

Garbanzosuppe

2 Tassen getrocknete Erbsen über Nacht in 3 Tassen Wasser einweichen

2 Stangen Lauch, gehackt

1 grüne Paprikaschote, kleingehackt

2 EL Knoblauch

1/4 Tasse Olivenöl

4 Tassen Wasser

2 Gemüsebrühwürfel

1 TL Paprika

1/2 TL Salz

1/4 TL Pfeffer

1/8 TL Safran

23 gewürfelte Kartoffeln

Zwiebeln, Lauch, Paprika und Knoblauch in Öl weich dünsten. Die Erbsen mit Einweichflüssigkeit, Wasser, Brühwürfel, Kartoffeln und Gewürzen zufügen. Alles langsam kochen bis die Erbsen gar sind.

Ratatouille

1 große Aubergine, ungeschält in Scheiben geschnitten,

3 Zucchini, in fingerdicke Scheiben geschnitten

1 TL Salz

1 große rote Zwiebel, gehackt

1 rote und 1 grüne Paprikaschote, gehackt

1 Stange grünen Sellerie, gehackt

1/4 Tasse Öl

2 Knoblauchzehen

3 große Tomaten

Pfeffer nach Geschmack

1/2 Tasse blanchierte Mandeln, kleingehackt

1/2 Tasse Sonnenblumenkerne

1/2 TL Rosmarin

1 TL Basilikum

1/2 TL Oregano

2 EL trockenen Rotwein (nach Belieben)

1 Lorbeerblatt

1/2 Tasse Tomatensaft

Auberginen und Zucchinischeiben auf Kuchenkrepp ausbreiten, salzen und stehenlassen. Die übrigen Gemüse in Öl andünsten bis Zwiebeln glasig sind. Auberginen, Zucchini und Tomatensaft in Backpfanne geben. Angedünstete Gemüse, Gewürze, Rotwein, Sonnenblumenkerne und Mandeln darüber geben und bei mittlerer Hitze zirka 20 Min. backen.

Tofu Eintopf

2 EL Butter

1 Tasse Mandeln, gehackt

1/2 Paprikaschote, gewürfelt

1/2 Tasse Ziegen oder Sojamilch

2 Tassen Tofu, gewürfelt

1 EL Oliven, gehackt

1 EL Sojasauce

Petersilie nach Wunsch

1 Tasse gekochter Naturreis (muss noch kernig sein)

Mandeln und Paprika in Butter anbräunen. Tofu dazugeben und kurz anbräunen. Oliven, Sojasoße und Petersilie dazugeben.

Gekochten Reis in Backpfanne geben und die angebräunte Tofu Mischung darüber geben. Bei mittlerer Hitze 15 Min backen.

Soja Hamburger

1 Tasse Sojaflocken

2 1/2 Tassen Wasser

1 TL Petersilie, fein gehackt

1/4 TL Basilikum

1 Lorbeerblatt

1/2 TL Salz

1 Zwiebel, fein gehackt

2/3 Tassen Gerstenmehl

Etwas Öl zum Braten oder ohne Öl in Ofen überbacken.

Sojaflocken in heißem Wasser verrühren. Gewürze zugeben und unter häufigem Rühren die Masse langsam für 10 bis 15 Minuten kochen bis Wasser resorbiert ist. Salz, Zwiebeln und Gerstenmehl zu der gekochten Masse geben, gut vermischen und 15 Minuten stehen lassen. Öl in Pfanne erhitzen und die Hamburgerfladen bei leichter Hitze beiderseitig braten oder backen. Mit Tomatensauce, Sojasoße oder Salat servieren.

Gemüse Lasagne

Tomatensauce:

1 große Zwiebel, gehackt

1 Paprikaschote, gehackt

1 Knoblauchzehe, gehackt

1 Tasse Pilze, sofern erwünscht

1 Tasse Tomatensauce

1 EL Rotwein

1/2 TL Pfeffer

1 1/2 TL Oregano

1 1/2 TL Basilikum

1/2 TL Salz

1 EL Öl

Knoblauch in Öl andünsten, dann Paprikaschoten und Zwiebel hinzugeben und glasig dünsten. Danach die restlichen Zutaten zugeben und für 30 Min. leicht kochen lassen.

Füllung:

1 Tasse Tofu, zu Krumen zerbröckelt

1 große Zucchini, in Scheiben geschnitten und leicht angedämpft

Lasagne Nudeln: 12 Stück gekocht (sollten noch fest sein)

Zubereitung:

1. Mit etwas Sauce die Backpfanne bestreichen
2. Etwa 4 Stück der vorgekochten Lasagne Nudeln darauf ausbreiten
3. Mit Zucchinischeiben belegen und Tofukrümeln bestreuen
4. Die Hälfte der noch vorhandenen Tomatensauce darüber gießen
5. Die restlichen Lasagne Nudeln darauf legen
6. die restlichen Zucchinischeiben und Tofukrümel darauf geben und mit die übrige Tomatensauce darauf gießen.

Bei mittlerer Hitze 45 Min. backen.

Johannisbeer-Quinoa Pudding

1/2 Tasse Quinoa (=eine südamerikanische Reisart, sprich "Kienwa"

2 Tassen Johannisbeersaft

1/2 Tasse Rosinen

1/2 Tasse gehackte Nüsse

1 TL Zimt

2 TL Vanille

Saft einer halben Zitrone

Die Zutaten zum Erhitzen bringen, zudecken und langsam 25 Min kochen.

Martin Leckerle

1 Tasse ungesüßte Carob Chips

1 Tasse grobe Erdnussbutter

1 TL Butter oder Margarine

alles zusammen in einer Pfanne langsam schmelzen lassen und dann die folgenden Zutaten dazugeben.

1 Tasse gehackte Nüsse nach Wahl

1 1/2 Tassen Hafermehl

1/2 Tasse Rosinen

1/4 Tasse Sonnenblumenkerne

1/2 Tasse Honig oder Ahornsirup

Masse in Bällchen formen, in Kokosraspel wenden und kalt stellen.

Rhabarber Gebäck

4 Tassen kleingeschnittenen Rhabarber

1 Tasse Hafermehl

1/2 Tasse Mehl nach Wahl (Gerste etc.)

1 TL Backpulver

2 EL Agar Agar

1 1/2 Tassen Ahornsirup

2 EL Butter

1 Tasse Obstsaft

Rhabarber mit 1/2 Tasse Ahornsirup mischen und in eine Backform geben. Butterflöckchen darauf verteilen.

In einer großen Schüssel die Mehlsorten, Backpulver und den restlichen Ahornsirup, Agar Agar und 1/2 Tasse Saft verrühren und über den Rhabarber geben. Den restlichen Saft darüber gießen und bei 180 Grad C 45 Min backen.

Haferflocken Crackers

1 EL Honig

1/2 Tasse Öl

1 Tasse Wasser

4 Tassen Haferflocken

Honig, Öl und Wasser mischen. Dann Haferflocken dazugeben und gut verrühren bis Teil glatt und dick ist. Kühlen, dann ausrollen und in Vierecke schneiden. Bei mittlerer Hitze 20 Minuten im Ofen backen.

Gedeckter Apfelkuchen

Boden:

2 Tassen Gerstenmehl

1 Tasse Butter oder Margarine

1 1/4 Tassen kaltes Wasser

Butter und Mehl mit Wasser zu einem glatten Teil verarbeiten. Nicht ausrollen, sondern auf einer Springform verteilen. Bei 180 Grad C 5 Min backen.

Füllung:

8 bis 10 Äpfel, geschält und in Scheiben geschnitten

3/4 Tasse Ahornsirup

1 TL Pfeilwurzmehl oder 2 TL Gerstenmehl

1 TL Zimt

2 EL Zitronensaft

Zutaten gut verrühren und auf den gebackenen Teig geben.

Deckel:

1 Tasse Haferflocken

1 Tasse geschmolzene Butter oder Margarine

1/4 Tasse Gerstenmehl

1/4 Tasse Fruchtsaft

Die Zutaten außer dem Saft verrühren, dann den Saft langsam zugießen. Alles über die Äpfel geben und 1 Stunde bei 180 Grad C backen.

KAPITEL 15

-

Was Sie über Vitamine wissen sollten

Vitamine sind wichtige Katalysatoren für eine Vielzahl von Stoffwechselvorgängen. Da der Körper sie nicht selbst produzieren kann, ist deren Zufuhr absolut notwendig für normales Wachstum, unsere Gesundheit und Fortpflanzungsfähigkeit.

Der Allergiker hat auf Grund seiner Organschwächen und gestörten Nährstoffaufspaltung einen erhöhten Bedarf an bestimmten Vitaminen. Durch einen stark limitierten Speiseplan kann dieser Bedarf noch weiter erhöht werden. Erinnern wir uns an den mit der Glutenintoleranz verbundenen Vitamin B-Mangel.

Für hochempfindliche Patienten kann die Nährstoffsupplementation problematisch sein. Vitaminpräparate enthalten vielfach Zucker, Farbstoffe, Bindemittel, Konservierungsstoffe und den für Allergiker vielfach unverträglichen Milchzucker. Der hochempfindliche Patient sollte auch wissen, aus welchen Nahrungsgrundmitteln das jeweilige Vitaminpräparat hergestellt wurde oder ob es sich um ein synthetisches Produkt handelt.

Nehmen wir Vitamin C unter die Lupe. Reines Vitamin C oder Ascorbinsäure ist, wie der Name sagt, ein saures Präparat. Es wird leicht in Wasser aufgelöst und kann so getrunken werden. Dieses säuerliche Getränk wird dann nicht vertragen, wenn der Patient zu Magenübersäuerung oder -geschwüren neigt.

Der säureempfindliche Patient kann auch nichtsaures Vitamin C Pulver einnehmen, das als Natriumascorbat oder Kalziumascorbat in der Apotheke erhältlich ist. Bei diesen Präparaten wurde die Ascorbinsäure durch Hinzufügen der Mineralstoffe Natrium oder Kalzium entsäuert. Es schmeckt nicht mehr sauer, sondern karbonat oder natronähnlich. Das im Kalziumascorbat enthaltene Kalzium ist übrigens nicht ausreichend, um einen Kalziummangel auszugleichen. Die Ascorbinsäure ebenso wie die Ascorbate fallen unter den (falsch verstandenen) Begriff der synthetischen Vitamine, erfüllen jedoch genau den gleichen Zweck wie die `sogenannten natürlichen Vitamin C Präparate.

Die gutschmeckenden Vitamin C Getränke oder Bonbons enthalten zusätzlich einfachen Zucker oder Fruchtzucker. Der Zitrusgeschmack vieler Vitamin C Sorten wurde entweder auf Fruchtsaftbasis oder durch künstliche Geschmackskorrigentien erzielt.

Die als natürliches Vitamin C bezeichneten Produkte werden zum Teil aus der Acerolakirsche, den Zitrusfrüchten oder auch aus Mais gewonnen. Chemische Geschmackskorrigentien und künstliche Farbstoffe können Allergieauslöser sein.

Vitamine, Mineralstoffe oder Medikamente sind vielfach farbenfreudig. Allergiker, insbesondere hyperaktive Kinder reagieren teilweise heftig auf künstliche Farbstoffe und sollten auf Vitaminpräparate mit natürlichen Farbstoffen ausweichen, die meist gut vertragen werden.

"Was ist in dieser Tablette enthalten?" oder "aus welchem Grundstoff stammt dieses Vitamin?" das sind für den Allergiker teilweise lebenswichtige Fragen. Die folgende Liste versucht einen Teil dieser Unklarheiten zu beantworten. Mehr Informationen gibt Ihnen gerne Ihr Apotheker, wenn dieser jedoch trotz der Roten Liste Ihre Fragen zu einem gewissen Präparat nicht ausreichend klären kann, wenden Sie sich an den pharmazeutischen Hersteller. Dieser sollte Ihre Frage ohne weiteres beantworten.

Grundstoffe von Vitaminpräparaten

Vitamin A:	Dorschleber (häufigste Quelle), Heilbuttleber und –öl, Fischölmischungen, Retinol (synthetisch), Beta Carotin (meist aus Gemüsen wie Karotten)
Vitamin B Komplex:	Hefe, Reis, synthetisch aus Bakterien hergestellt
Vitamin C:	Mais, (selbst synthetische Ascorbinsäure wird meist aus Mais gewonnen), Acerola (aus Kirschen, oft mit Maisderivaten versetzt), Zitrusfrüchte wie Orangen und Zitronen
Vitamin D:	Dorschleber und andere Fischöle
Vitamin E:	Weizenkeime, Soja
Vitamin K:	Luzernen (Alfalfa), Fischmehl, Leber

Kampf der Hefe

Wenn Sie auf Hefe allergisch reagieren, sollten Sie bei Vitaminpräparaten besonders wählerisch sein. Bierhefe ist zwar ein wertvolles Naturprodukt, doch der Hefeempfindliche muss sie unter Umständen vorübergehend meiden.

Befassen wir uns kurz mit einer heute vielfach debattierten Pilzerkrankung, der Candida albicans. Diese Erkrankung kann durch Antibiotikabehandlungen, hohen Zucker oder Alkoholkonsum ausgelöst werden. Antibiotika zerstören Krankheitserreger sowie die körpereigene und empfindliche Bakterienflora. Das hat zur Folge, dass sich schädliche Mikroorganismen, wie der erwähnte Candida albicans Hefepilz, ausbreiten können.

Zucker nährt die Hefe. Eine zuckerreiche Ernährung und Alkohol fördern das Wachstum schädlicher Hefepilze, die breiten sich schnell aus und unterdrücken gesunde Mikroorganismen.

Erste Anzeichen einer Hefeempfindlichkeit sind Darmblähungen. In hartnäckigen Fällen befallen Pilzinfektionen verschiedene Körperregionen, Haut und Nagelprobleme entstehen und sind meist schwierig in den Griff zu bekommen. Zur Diagnose werden häufig Candida-Serumuntersuchungen durchgeführt. Sie stellen fest, ob Candida-Antikörper vorhanden sind. Sind diese vorhanden, ist dies der Beweis, dass der Körper bereits auf vorhandene Candida-Hefepilze reagiert.

Eine Ernährungsumstellung kann hilfreich sein. Der Patient sollte sich zuckerarm ernähren und dem Alkohol, besonders dem Bier entsagen. Hefeprodukte, auch hefe- und zuckerhaltige Vitaminpräparate sollten vorübergehend gemieden werden. Die gezielte Unterstützung der Nährstoffsysteme ist notwendig zur Stoffwechselunterstützung und Beseitigung vorhandener Mangelerscheinungen, sollte jedoch die allergenfreie Diät nicht ersetzen. Um schnell Erfolg zu erzielen, muss somit die Nährstoffzufuhr mit der Ernährungsumstellung Hand in Hand gehen. Die in die Therapie eingebauten Nährstoffe sollten allergenfrei sein. Man vermeidet damit, dass allergieauslösende Grund oder Zusatzstoffe eines Vitamin oder Mineralstoffpräparates zusätzliche Probleme verursachen.

Klassische Vitaminmangelsymptome

Akute Mangelerscheinungen sind in Deutschland selten. Unterschwellige oder latente Mangelerscheinungen sind häufig anzutreffen. Studieren Sie die folgende Liste aufmerksam. Wenn Sie eine oder mehrere der aufgezeichneten Mangelzustände aufweisen, sollten Sie Sie Ihren Arzt oder Heilpraktiker konsultieren. Oder fragen Sie Ihren Apotheker nach einer passenden Substitution.

Vitaminmangelsymptome

Vitamine	Mangelerscheinung
Vitamin A	fehlerhafte Zahn und Knochenentwicklung, Nachtblindheit, Haut und Schleimhautprobleme, Infektanfälligkeit, Xerophthalmie ("trockene" Augen, geschwollene Lider, Entzündungen der Augenwinkel), Störungen der Fortpflanzungsfähigkeit
Vitamin B_1 (Thiamin)	Appetitslosigkeit Zellverlust im Hypothalamus (=übergeordnetes Zentrum der hormonellen Steuerung) Reizbarkeit, Depressionen, Verwirrtheit, Gedächtnisschwäche, Konzentrationsstörungen, Lärmempfindlichkeit, Muskelschwäche, Polyneuritis (Entzündung der Nerven), Verlust der muskeleigenen Reflexe, Herzstolpern
Vitamin B_2 (Riboflavin)	Faulecken (Risse in Mundwinkeln) glatte, dunkelrotglänzende Zunge (Lackzunge), trockene Augen, müde, brennende, juckende Augen, Lichtempfindlichkeit, Trübung der Augenlinsen
Vitamin B_3 (Niacin oder Niacinamid)	Pellagra Dermatitis (Hautentzündung), Durchfall, Faulecken, Angst, Depressionen, rasche Ermüdbarkeit, geistiger Verfall (Demenz), Schizophrenie, "brennende" Füße und Hände, Gicht
Vitamin B_6 (Pyridoxin)	Dermatitis, Taubheitsgefühl in Händen und Füßen, grünlicher Stuhl, Benommenheit, Übelkeit, Nierensteine, Verwirrtheit, Wasseranlagerung in Geweben (Verbessert Stoffwechselfunktionen, aktiviert Enzymsysteme. Psychiatrische Patienten haben einen allgemein hohen Bedarf an Vitamin B_6.)
Vitamin B_{12} (Cobalamin)	Perniziöse Anämie, Entzündete Zunge, Energieschwäche, Gewichtsverlust, Rückenschmerzen, Kribbeln in Armen und Beinen, Unlust, Konzentrationsstörungen, Depressionen, schwere Erregungszustände, Halluzinationen, (Psychiatrische Patienten haben meist einen deutlich erhöhten Bedarf)
Pantothensäure (zum Vitamin-B-Komplex gehörend)	Müdigkeit, Kopfschmerzen, Schwindel, schneller Herzschlag, Verstopfung, Brennen/Taubheitsgefühl in Händen und Füßen
Biotin	Dermatitis, Entzündete Zunge, Appetitsverlust, Muskelschmerzen, Depressionen, Müdigkeit, Schlaflosigkeit

Vitamine	Mangelerscheinung
Cholin	Fettleber, Herzmuskelveränderungen, Gefäßverkalkung (wichtig für den Fettstoffwechsel, Nervenfunktionen und Synthese verschiedener Hormone).
Inosit	Gefäßverkalkung, Ekzem
Folsäure	Charakteristische Form der Blutarmut, Lackzunge, Magen-Darmbeschwerden, Durchfall, Fruchtschäden bei Schwangeren
Paraaminobenzoesäure	Magen-Darmbeschwerden, Müdigkeit, Reizbarkeit, Depressionen, Fleckartiger Verlust der Hautpigmentierung, Lupus erythematodes, Sklerodermie und andere Entzündungen des Bindegewebes, Heuschnupfenanfälligkeit
Vitamin C	Skorbut, Infektanfälligkeit, Verminderte Stress Toleranz, Entzündliches, leicht blutendes Zahnfleisch, (Psychiatrische Patienten haben einen deutlich erhöhten Bedarf)
Bioflavone wie Rutin	Häufiges Nasenbluten, Hyperaktivität, Neigung zu Blutungen, Blutergüsse
Vitamin D	Schlechtes Wachstum/Gedeihen, Zahn und Knochendeformierungen, Knochenerweichung, Müdigkeit, Arthritis, Osteoporose
Vitamin E	Milde Blutarmut, Menstruationsbeschwerden, Spontane Fehlgeburten, Progressive Muskeldystrophie, Neigung zu hohen Blutfetten
Vitamin K	Verzögerte Blutgerinnung, Blutergüsse

KAPITEL 16

-

Was Sie über Ihre Verdauung wissen sollten

Gut gekaut ist halb verdaut

Die Verdauung beginnt im Mund. So wird bereits beim Kauen ein wichtiges Enzym freigesetzt, das notwendig für den Abbau von Stärke zu Zucker ist. Dieses Enzym, Ptyalin, befindet sich ausschließlich im Speichel, und wenn Sie Ihr Essen hastig verschlingen, wir der Verdauungsprozess deutlich beeinträchtigt. Werden Stärken schlecht vertragen, sollten Sie erst einmal ans Kauen denken. Speicheln Sie jeden Bissen gut ein. Es ist nicht ausgeschlossen, dass Ihre Nahrungsmittelunverträglichkeit auf diese einfache Weise weitgehend gelöst wird.

Ihr Speichel gibt auch Auskunft über Verdauungsvorgänge des Darmtraktes. Sobald der Speichel der Luft ausgesetzt ist, ist er leicht basisch, nämlich 7,2 pH im Idealfall. Wenn Kohlenstoffdioxyd nicht genügend entweichen kann, was bei ungenügender Atmung der Fall ist, fällt der Speichelwert auf 6,6 pH oder darunter.

Um den Säurewert des Speichels zu messen, besorgen Sie sich in Ihrer Apotheke Indikatorpapier und messen Sie Ihren Speichel zwischen den Mahlzeiten. Zuverlässige Messungen werden dann erzielt, wenn erst 20 Minuten nach der letzten Mahlzeit gemessen wird. Während dieser Zeit dürfen Sie weder etwas getrunken oder gelutscht haben, Sie dürfen keinen Kaugummi kauen und nicht rauchen. Die Speichelmessung darf nicht bei geschlossenem Mund vorgenommen werden. Der Patient soll, nach ausreichender Speichelproduzierung, die Zunge ausstrecken und das Lackmuspapier ausgiebig anfeuchten.

Im Idealfall liegt der Säurewert bei 7,2 pH. Werte von 6,4 bis 6,8 pH sind noch akzeptabel, reflektieren jedoch mögliche Veränderung des Darmsäure Milieus. Wird ein Wert geringer als 6,4 pH erzielt, deutet dies auf einen übersäuerten Darm und Störungen der Spaltungsprozesse.

Mineralstoffe regulieren das Säure-Basen-Gleichgewicht Ihres Blutes. Sie regulieren auch den Säuregehalt des Magendarmtraktes, damit Verdauungsenzyme optimal funktionieren können. Kalzium und Lactobacillus Bakterien sind wichtig für die Darmentsäuerung. Der milchempfindliche Patient sollte keine milchzucker- oder milchsäurehaltigen Kalziumpräparate einnehmen, denn diese werden meist nicht vertragen und lösen das Problem nicht, sondern können es verschlimmern.

Ein Speichelsäurewert über 7,2 pH reflektiert eine erhöhte Alkalisierung des Darmtraktes. Bei diesen Patienten ist die Karbonat Ausschüttung der Bauchspeicheldrüse zu aktiv, ein Phänomen, das man bei hyperaktiven und hypoglykämischen Patienten beobachten kann. Diese Patienten zeigen einen erhöhten Bedarf an Magnesium und Zink. Durch Haar-Mineral-Analyse-Untersuchungen an Hunderten von hyperaktiven Kindern konnte dies bestätigt werden. Eine gezielte Magnesium-, Vitamin-B_6- und Zink-Zufuhr normalisiert Säurewerte und bessert das Allgemeinbefinden.

Jeder einzelne Darmabschnitt hat seinen ganz spezifischen Säurewert. Schon kleine Abweichungen vom Optimalwert stören Enzymsysteme. Veränderungen des Säurewertes entstehen beispielsweise durch einen übermäßigen Eiweiß oder Zuckerkonsum, denn bei der Spaltung dieser Stoffe entstehen Säuren.

Ist Ihr Magen unter- oder übersäuert?

Der Magen liegt einem Beutel gleich unterhalb des Zwerchfells, auf der linken Bauchseite und unterhalb der Rippen. Er ist etwa 1520cm lang, 810cm breit und hat die Fähigkeit sich auszudehnen. Vielfresser haben wirklich einen größeren Magen! Allerdings wird dieser bei reduzierter Nahrungszufuhr mit der Zeit wieder auf seine alte Normalgröße schrumpfen.

Für eine optimale Verdauung im Magen ist ein saures Milieu notwendig. Die für diesen Zweck produzierte Magensäure ist für die Eiweißverdauung vonnöten, und hat einen Säurewert von 0,9 bis 1,5 pH. Die mit der Nahrung ständig konsumierten großen Mengen an Bakterien werden in diesem sehr sauren Milieu sterilisiert. Weiterhin produziert der Magen Pepsin, Muzin und den intrinsischen Faktor, der für die Vitamin B12-Verwertung notwendig ist. Patienten, die nur noch einen Teil ihres Magens zur Verfügung haben, können auf Grund des reduzierten oder gar fehlenden intrinsischen Faktors das Vitamin B_{12} schlecht oder überhaupt nicht verwerten. Vitamin B12-Mangelerscheinungen wie Blutarmut kommen bei diesen Menschen häufig vor. Regelmäßige Vitamin-B_{12}-Injektionen helfen.

Pepsin ist für die Eiweißspaltung zuständig. Es wird jedoch erst dann aktiviert, wenn die Magensäure einen Wert von pH 1 bis 3 hat. Magenunter wie auch Übersäuerung verschlechtern die Eiweißverdauung. Das erwähnte Muzin und andere Faktoren schützen die Magenwände. Zu den wenigen Nährstoffen, die durch die Magenwände in den Blutstrom gelangen, zählen gewisse Mineralstoffe, Wasser und Alkohol.

Wenn Sie älter als 50 Jahre sind, ist Ihre Magensäureproduktion höchstwahrscheinlich nicht ausreichend und könnte die Ursache einer Nahrungsmittelunverträglichkeit sein. Beantworten Sie die folgenden Fragen:

- Fühlen Sie sich nach reichlichem Essen oft unwohl oder müde?
- Liegt Ihnen die letzte Mahlzeit wie "ein Stein im Magen?"
- Haben Sie oft Appetit auf Saures?
- Erleichtert ein Gläschen Kräuterschnaps Ihre Beschwerden?

Falls Sie die Mehrzahl dieser Fragen mit Ja beantwortet haben, ist die Wahrscheinlichkeit einer ungenügenden Magensäureproduktion sehr hoch. Geben Sie einen Esslöffel Essig oder Ascorbinsäure in 1/2 Glas Wasser trinken Sie dies vor dem Essen. Wenn das saure Getränk Brennen verursacht, haben Sie Ihren Magen übersäuert. Wenn Sie nichts dergleichen verspüren, steigern Sie diese Dosis bis zu 3Eßlöffel pro halbes Glas Wasser. Sobald Magenbrennen eintritt, ist der Säurebedarf überschritten. Ein halber bis 1 Esslöffel Essig weniger, oder eine entsprechend reduzierte Vitamin C Zufuhr unterstützt Ihre Magentätigkeit; mehr würde schaden.

Falls Sie nun schon zu viel Essig oder Ascorbinsäure erwischt haben und Magenbrennen verspüren, kann das Dilemma schnell gelöst werden. Trinken Sie viel

Wasser. Dadurch wird die Säure in Ihrem Magen verwässert, das unangenehme Brennen verliert sich schnell.

Wichtige Ratschläge bei Magenproblemen:

1. Bei einer Magenuntersäuerung sollte während der Mahlzeiten wenig Wasser und keine zuckerhaltigen Getränke wie Limonaden getrunken werden. Auch Milch sollte man meiden.
2. Bei chronischer Magenuntersäuerung wirken magenansäuernde Präparate wie oben, oder fragen Sie Ihren Apotheker nach dem richtigen Mittel.
3. Bei Magenuntersäuerung leidet die Eiweißverdauung. Eine vorwiegend vegetarische Ernährungsweise ist angebracht.
4. Lassen Sie Ihren Zinkhaushalt überwachen.
5. Meiden Sie Zucker.

Bei Magenübersäuerung und Neigung zu Magen und Dünndarmgeschwüren ist der obige Essigtest nicht ratsam, denn Sie neigen zu einer überschüssigen Säureproduktion. Auch dürfen Sie niemals Zink vor dem Essen einnehmen; es regt die Säureproduktion an.

Die einfachste und billigste Methode zur Beseitigung dieses Problems ist: Wasser trinken. Gewöhnen Sie sich an, vor dem Essen ein bis zwei Glass Wasser zu trinken. Verzichten Sie auf Alkohol und Kaffee, denn diese stimulieren die Magensäureproduktion.

Ungesüßter Kamillentee reduziert den Magensäuregehalt, wirkt beruhigend und zusätzlich entzündungshemmend. Er wirkt lindernd und fördert die Heilung von Geschwüren. Das Gleiche gilt für Aloe Vera und frischen Weißkohlsaft.

Meiden Sie Antazide. Sie entsäuern zwar sehr schnell, verursachen jedoch auch den sogenannten Bumerangeffekt. Die starke Entsäuerung durch die alkalisierenden Antazide werden vom Magen als abnormal empfunden. Somit reagiert er schnell, indem er wieder Säure produziert. Der Teufelskreis beginnt, denn greift der Patient wegen der erneuten Übersäuerung wieder zum Antazid, und so geht es weiter. Antazide heilen nicht, sie überdecken vorübergehend ein Problem.

Zudem sind viele Antazide stark aluminiumhaltig und gerade der kalziumunterversorgte Allergiker Vorsicht walten lassen. Zwar wird von medizinischer und pharmazeutischer Seite häufig eingewandt, dass Aluminium für den Menschen ungefährlich ist, weil es vom Körper leicht ausgeschieden wird. Inzwischen kann diese Lehrbuchweisheit als veraltet angesehen werden. Alzheimer-Patienten weisen das bis zu 7-fache an Aluminium im Gehirn auf! Hohe Aluminiumwerte sind bei hyperaktiven, lernschwachen Kindern häufig. Weshalb? Weil der heutige Aluminiumkonsum unsere körpereigene Ausscheidungsfähigkeit übersteigt. Vorsicht ist besser als Nachsicht.

Wichtige Dünndarmfunktionen

Sobald die Magenverdauung abgeschlossen ist, wird der Mageninhalt in den Zwölffingerdarm (Duodenum) weitergeleitet, dem ersten Segment des Dünndarms. Für weitere Verdauungsprozesse werden von der Leber wichtige Enzyme sowie die für die

Fettverdauung notwendige Gallenflüssigkeit produziert. Die Gallensäure hat eine mild antiseptische Wirkung, und trägt somit weiter zur Gesunderhaltung und Normalisierung der Darmflora bei. Eine gesunde Leber sekretiert zirka 500cc Gallenflüssigkeit pro Tag, eine erhebliche Menge. Diese Gallenflüssigkeit ist notwendig zur Fettemulsion, erhöht die Löslichkeit der lebensnotwendigen Fettsäuren, fördert die Ausscheidung von Schadstoffen, und erhöht die Verwertung der fettlöslichen Vitamine A, D, E, und K. Die Gallenflüssigkeit reduziert auch den Säuregehalt des Speisebreis im oberen Teil des Dünndarms.

Die Bauchspeicheldrüse produziert weitere Verdauungssäfte, die mit dem im Dünndarm befindlichen Nahrungsmittelbrei vermischt werden. Ein Teil dieser pankreatischen Säfte ist speichelähnlich und enthält Eiweißstoffe, Enzyme, und anorganische Salze inklusive Karbonate, die für die Alkalinität dieser Verdauungssäfte verantwortlich sind.

Während Vitamine, Mineralstoffe und Spurenelemente durch die Darmwände in die Blutbahn gelangen, müssen Fette, Eiweiße und Kohlehydrate aufgrund ihrer komplexen Struktur vorher gespalten werden. Die Fette werden in Fettsäuren zerlegt, die Eiweiße in ihre Bausteine, die Aminosäuren gespalten und Kohlehydrate werden in Einfachzucker abgebaut. Erst dann kann unser System von den in der Nahrung enthaltenen Nährstoffen profitieren.

Der Dünndarm des Erwachsenen misst etwa 1cm im Durchmesser und ist etwa 7 Meter lang. Damit in diesem Abschnitt des Verdauungstraktes Enzyme optimal funktionieren können, ist ein alkalisches Milieu notwendig. Eine Gruppe der hier benötigen Verdauungsenzyme sind die sogenannten Metalloenzyme. Sie werden benannt, weil sie Metalle wie Kalzium, Magnesium, Kupfer, Zink, Eisen oder Mangan enthalten. Mineralstoffe und Spurenelemente werden somit auch an Verdauungsprozessen beteiligt.

Während viele Enzyme der Darmverdauung in einem neutralen Milieu von 7,0 pH funktionieren, wird die Protease des pankreatischen Saftes nur bei einem Säurewert von 6,8 bis 9,5 aktiviert. Verdauungssäfte des Dünndarms enthalten enzymstimulierende Substanzen wie das laktosespaltende Enzym Laktase, das notwendig für die Verdauung von Milchprodukten ist, denn ohne Laktase kann der in den Milchprodukten enthaltende Milchzucker nicht gespalten werden. Die bekannten Symptome der Laktoseintoleranz sind das Resultat eines nicht ausreichend stattgefundenen Verdauungsprozesses.

Die Bauchspeicheldrüse, Insulin und mehr

Der bereits erwähnte speichelähnliche Saft der Bauchspeicheldrüse enthält die folgenden wichtigen Enzyme:

- Trypsin, Chymotrypsin und Peptidase, für die Spaltung von Eiweißen
- Amylase, Saccharase und Maltase, für die Stärkespaltung, die von dem Speichelenzym Ptyalin begonnen wurde. Die pankreatische Maltase hydrolysiert Malzzucker zu einfachem Zucker.
- Die Pankreaslipase spaltet die von der Gallenflüssigkeit bereits emulsifierten Fette in Fettsäuren und Glyzeride, die Endprodukte der Fettspaltung.

Außerdem enthält der pankreatische Saft notwendige Mineralstoffe und Salze (Karbonate und Phosphate), die den Verdauungstrakt alkalisieren. Erst dann können die notwendigen Spaltungsvorgänge von den verschiedenen Enzymen in einem für sie günstigen Milieu ablaufen.

Wichtige Aminosäuren und Enzyme

"Enzyme sind organische Katalysatoren, die die Reaktionsrate (Zerlegung der Nahrung in Einzelbestandteile) erhöhen, ohne selbst Teil der Reaktionsprodukte zu werden. Sie haben eine Eiweiß bzw. Aminosäurenstruktur", lautet die Definition von Corinne H. Robinson, Autorin des Textbuches *„Normal and Therapeutic Nutrition“* (Macmillan 1972). Aminosäuren sind die wirklichen Bausteine des Lebens. Sie sind das Endprodukt der komplizierten und schwierigen Eiweißverdauung. Aminosäuren sind wichtig für die Bildung aller Zellen, Hormone und Enzyme, wobei alle Aminosäuren, genau wie die Mineralstoffe und Vitamine, in einem gesunden Verhältnis zueinander stehen müssen.

Aminosäuren werden in lebensnotwendige und nichtlebensnotwendige Aminosäuren unterteilt. Von den lebensnotwendigen nehmen die schwefelhaltigen Aminosäuren eine besondere Rolle in der Allergiebehandlung ein. Holländische Studien zeigen, dass Allergiker besonders häufig Mangel an spezifischen Aminosäuren aufweisen. Sobald diese Mängel beseitigt werden, kann eine erhöhte Widerstandsfähigkeit verzeichnet werden. Orthomolekulartherapeuten verordnen Aminosäuren für eine Reihe von Erkrankungsbildern, da längst bekannt ist, dass immunschwache Menschen, egal welcher Altersgruppe, auf spezifische Aminosäuren besonders gut ansprechen. Die für Allergiker besonders wichtigen Aminosäuren und deren Funktionen werden hier aufgeführt.

Veganer haben eine geringe und oft nicht ausgewogene Aminosäurenzufuhr. Durch entsprechende Supplemente in oraler Form oder durch entsprechende Infusionen kann die Versorgung leicht stattfinden, was sich meist in einem deutlichen Energieschub zeigt.

Aminosäuren unterstützen wichtige Leber und Pankreasfunktionen, sowie die körpereigene Enzymproduktion. Werden Aminosäurenkomplexe vor dem Essen eingenommen, so werden die Organe des Verdauungstrakts unterstützt und für die wichtige, und teilweise schwere Arbeit, vorbereitet. Enzyme können ausreichend produziert werden. Das entlastet die bei dem Allergiker die oft schlecht funktionierende Eiweißsynthese, unterstützt Leber und Pankreasfunktionen, was zusätzlich den Fett und Zuckerstoffwechsel fördert. Werden dann noch Co-Enzyme wie B Vitamine zugeführt, können notwendige Enzyme körpereigen produziert werden.

Die Zufuhr von spezifischen Enzymen oder Enzymkombinationspräparaten kann auch zur Normalisierung der Verdauung beitragen. Ob ein Präparat wirksam ist, liegt an der Wahl des Enzyms. Die folgende Liste erklärt die wichtigsten Enzymsysteme und für welchen Spaltungsprozess sie besonders geeignet sind.

Wichtige Enzymsysteme und geeigneter Spaltungsprozess

Verdauungssubstanz/Enzym	Spaltet
Amylase	Stärke und Zucker
Laktase	Milchzucker
Maltase	Malz und andere Zucker
Lipase	Fette
Bromelain	Eiweiße
Papaya	Eiweiße
Pepsin	Eiweiße
Chymotrypsin	Eiweiße
Trypsin	Eiweiße
HCLGlutamin	Eiweiße
Proteolytische Enzyme	Eiweiße, Kohlehydrate, Fette
Gallensalze	Fette

Kräutertees können Verdauungsfunktionen unterstützen. Eine Tasse Pfefferminztee vor oder mit dem Essen stimuliert z.B. die Gallensaftproduktion und unterstützt damit die Fettsynthese.

Carnitin

Genauer L-Carnitin spielt eine essentielle Rolle im Energiestoffwechsel tierischer und pflanzlicher Zellen. Diese Aminosäure fungiert als Rezeptormolekül für aktivierte Fettsäuren im Cytosol und in Zellorganellen wie den Mitochondrien. Es übt diese Funktion im Wechselspiel mit Coenzym A aus. Langkettige Fettsäuren können nur gebunden an L-Carnitin durch die Mitochondrienmembranen transportiert werden.

Ein Carnitin-Mangel kann aus einer angeborenen Störung der Biosynthese oder des Transports von L-Carnitin, aber auch aus einer Ernährung, die arm an tierischen Produkten ist, etwa bei Veganern resultieren. Daneben wird ein Mangel bei Dialysepatienten beobachtet. Dieser zeigt sich in schneller Muskelermüdung und Krämpfen bei körperlicher Anstrengung. Ein chronischer Mangel geht mit Hypoglykämie und Hypotonie einher, manifestiert sich in gravierenden Erkrankungen des Muskelgewebes und kann im schlimmsten Fall zu Kardiomyopathie, Herzversagen, Wachstums und Entwicklungsstörungen führen.

In klinischen Studien wurde gezeigt, dass L-Carnitin bei einer Reihe von Erkrankungen therapeutisch eingesetzt werden kann, zum Beispiel bei kardiovaskulären

Erkrankungen wie Angina Pectoris oder nach Myokardinfarkt, zusätzlich zur medikamentösen Behandlung. Carnitin unterstützt den Fett und Zuckerstoffwechsel, sowie die Normalisierung der Blutfett und Zuckerwerte. Eine fettabbauende Wirkung, die dem Carnitin oft zugeschrieben wird, konnten Forscher bislang nicht nachweisen. Wissenschaftler des Institutes für Lebensmittelwissenschaft und Ökotrophologie der Uni Hannover stellten fest, „dass L-Carnitin keine eigenständige Eigenschaft als ‚Fatburner' und ‚Schlankheitsmittel' zukommt."

Methionin

Diese essentielle Aminosäure ist wichtig für die Entgiftung der Leber. Der harnansäuernde Effekt von Methionin verringert die Adhäsion pathogener Bakterien an den Urothelzellen, wirkt bakteriostatisch und liefert den Muskeln Energie. Es unterstützt Enzymproduktionen, wird für die Produktion gesunder Blutkörperchen benötigt und ist an der Wundheilung beteiligt.

Medizinisch wird Methionin zur Harnansäuerung eingesetzt und zwar bei rezidivierenden Harnweginfektionen und zur Optimierung der Wirkung von Antibiotika (z. B. Ampicillin, Carbenicillin, Sulfonamide, Nalidixinsäure, Nitrofurantoin), sowie zur Vermeidung der Steinneubildung bei Phosphatsteinen (nicht bei renal tubulärer Azidose).

Methionin kann die Homocysteinproduktion steigern, somit Vorsicht bei erhöhten Homocysteinwerten.

L-Lysin

gehört ebenfalls in die Gruppe der essentiellen Aminosäuren, das heißt diese Aminosäure kann vom Körper nicht selbst produziert werden und muss mit der Nahrung zugeführt werden. Lysin wird für das Wachstum und zur Aufrechterhaltung des Stickstoffgleichgewichtes benötigt, ist wichtig für Stoffwechsel und enzymatische Funktionen und hat eine antivirale Wirkung. Lysin ist von besonderer Bedeutung bei der Behandlung aller Herpeserkrankungen, einschließlich der Gürtelrose und kann auch erfolgreich bei Epstein Barr Virenerkrankung eingesetzt werden. Die Wirkung von Lysin wird von Vitamin C und B Vitaminen weiter verstärkt. Lysin fördert die Produktion der Magensäfte, verbessert den Appetit und ist wichtig für die Stabilität von Kollagen im Bindegewebe. Lysin fördert die Aufnahme von Kalzium in Zähne und Knochen.

Cystin und Cystein

Diese beiden Aminosäuren stehen in engem Bezug zueinander; jedes Cystinmolekül besteht aus zwei miteinander verbundenen Cystein-Molekülen. Cystein ist sehr instabil und kann leicht in L-Cystin umgewandelt werden; jedoch kann sich bei Bedarf jede in die andere umwandeln. Beide Aminosäuren sind schwefelhaltig und für die Bildung und Regeneration der Haut, Haare und Nägel notwendig. So enthalten Haut und Haare etwa 10-14% Cystin. Diese Aminosäuren sind auch wichtig für Entgiftungsvorgänge. Nach Operationen und nach Verbrennungen ist Cystinmangel meist deutlich.

Cystein kann im Körper aus Methionin synthetisiert werden und kann als die zentrale Verbindung des Schwefelstoffwechsels angesehen werden, da sich viele schwefelhaltige Substanzen im Körper von ihm ableiten. Cystein ist auch die Hauptschwefelquelle unserer Ernährung. Weiterhin wird es benötigt für die Synthese von Insulin und Verdauungsenzymen. Cystein wirkt außerdem schwermetallentgiftend und als Antioxidans im Körper. Die Aminosäure Cystein kommt in fast allen Proteinen vor.

Zusammen mit Glycin und Glutathion bildet Cystein Glutathion, ein wichtiges wasserlösliches Antioxidans, und trägt somit zur Bekämpfung schädlicher freier Radikale bei.

Glutamin

ist das Amin der Glutaminsäure, mit der es häufig verwechselt wird. Glutamin ist eine der wenigen Substanzen, die die Blut-Gehirn-Barriere überschreiten kann und unterstützt somit Gehirnfunktionen. Die Lernfähigkeit und Konzentrationsfähigkeit konnte mit Glutamin gesteigert werden. Bei Alkoholikern konnte die Glutaminsupplementation Suchtgefühle deutlich reduzieren. Glutamin fördert die Heilung von Magengeschwüren und verkürzt das Schlafbedürfnis.

Phenylalanin

wird in der Leber über einen komplexen biochemischen Prozess in L-Tyrosin umgewandelt. Aus L-Tyrosin wird in Gehirn und Nebenniere in einem mehrstufigen Prozess Dopamin und weiter Noradrenalin und Adrenalin (Katecholamine) gebildet. Phenylalanin und das daraus gebildete Tyrosin tragen zur Bildung vieler Stoffe im Körper bei, dazu gehören vor allem Hormone und Neurotransmitter. D und DL Phenylalanin haben außerdem schmerzlindernde Wirkungen.

Bei chronischem Stress kommt es zunächst zu einer vermehrten Ausschüttung der Katecholamine, was zu einem erhöhten Verbrauch von Tyrosin führt. Durch die verbesserte Bereitstellung der Aminosäure-Vorstufen und der folgenden Rekonstitution von Noradrenalin steigt auch die mentale Energie. Phenylalanin ist damit die Vorstufe der Neurobotenstoffe, die für positive Grundstimmung, Wachheit und Schmerzkontrolle verantwortlich sind.

Taurin

entsteht beim Abbau von Cystin und ist keine essentielle Aminosäure. Säuglinge benötigen Taurin zur Gehirnentwicklung und für ein gesundes Nervensystem. Muttermilch enthält viel Taurin, Kuhmilch dagegen wenig. Die Funktion von Taurin ist auch die Stabilisierung der Nervenzellmembranen von Muskel und Herz; es hilft Kalzium, Kalium und Natrium zu binden, was Nervimpulse stabilisiert. Somit hat sich Taurin in Verbindung mit einer gezielten Mineralstofftherapie in der Behandlung gewisser Formen von Epilepsie bewährt.

Taurin unterstützt auch den Zuckerstoffwechsel, kann den Eiweiß und Fettstoffwechsel günstig beeinflussen, regt mit Zink die Magensäureproduktion an und unterstützt auf diese Weise den Eiweißstoffwechsel.

Ornithin

stimuliert die Sekretion des Wachstumshormons, das wichtig für Funktionen des Immunsystems ist. Es spielt eine Rolle im Zellwachstum, wirkt heilungsfördernd und ist wichtig für die Entgiftung, den Muskelstoffwechsel und fördert die Ausscheidung von Stickstoff.

Threonin

ist wiederum eine essentielle Aminosäure, die wichtig für das Wachstum und Leberfunktionen ist. Mangel verursacht Fettleber, Appetitslosigkeit, und stört die Entwicklung des Knochensystems.

Tyrosin

ist nichtlebensnotwendig. Der menschliche Organismus ist in der Lage seinen Tyrosinbedarf komplett aus Phenylalanin zu synthetisieren. Im Gegenzug wird bei einem Mangel an Phenylalanin dieses aus dem dann essentiellen Tyrosin gebildet. Der Abbau erfolgt über das Zwischenprodukt Homogentisinsäure zu Oxalacetat und AcetylCoA, teilweise wird es auch unverändert über den Harn ausgeschieden. Tyrosin dient als Ausgangssubstanz verschiedener Amine und anderer niedermolekularer Verbindungen, wie den Schilddrüsenhormonen Thyroxin und Trijodthyronin. Es ist weiterhin die Ausgangssubstanz für Melanin, Adrenalin, Noradrenalin und Dopamin. Das Krankheitsbild der Phenylketonurie ist eine Störung der Synthese von Tyrosin aus Phenylalanin bei der auf Grund einer Enzymstörung vermehrt Phenylalanin und reduziert Tyrosin produziert wird. Diese angeborene Stoffwechselstörung kommt in etwa 1:8000 Neugeborenen vor und kann bei Nichtbehandlung geistige Behinderung verursachen. Allerdings sorgen einfache Reihenuntersuchunge, die heute regelmäßig nach der Geburt an Neugeborenen durchgeführt werden für eine Früherkennung. Eine rechtzeitig begonnene eiweißarme Ernährung wirkt vorbeugend und kann Entwicklungsstörungen verhindern. Allerdings ist diese Diät auch tyrosinarm. Eine Tyrosinunterversorgung kann die Folge sein.

Eine Tyrosinsupplementierung konnte in der Behandlung schwerster Depressionen erfolgreich eingesetzt werden. Tyrosin reduziert das Schlafbedürfnis und sollte deshalb nicht abends supplementiert werden.

Störungen der Darmflora-erkennen und behandeln

Mit jeder Mahlzeit werden Riesenmengen an Bakterien konsumiert. Der Großteil wird von der Magensäure vernichtet. Von den säureresistenten Bakterien, die den Weg in den Dünndarm finden, wird ein weiterer Teil von der Gallenflüssigkeit sterilisiert, die mild antiseptisch wirkt. Je weiter der teilweise verdaute Speisebrei, auch Chymus genannt, in den Dünndarm vordringt, desto vielfältiger wird die Darmflora. Außer den Bakterien existieren hier auch Hefepilze und fadenförmige Mikroorganismen, die in einer Symbiose (=Lebensgemeinschaft) eng und harmonisch miteinander leben. Es kommt erst dann zu Störungen, wenn ein Missverhältnis dieser Organismen entsteht, und wenn die Aktivitäten einer bestimmten Gruppe wie beispielsweise der Candidapilze überhand nehmen.

Die Symbioselenkung, eine Therapie, die Ihr Arzt oder Heilpraktiker durchführen kann, ist nichts anderes, als die Normalisierung der Darmflora. Kulturen, wie die Bifidabakterien oder Bacillus acidophillus, können das gesunde Verhältnis der darmeigenen Mikroorganismen wieder herstellen. Der Bacillus acidophillus ist in Joghurt enthalten, jedoch auch als Pulver oder Kapsel in der Apotheke erhältlich. Gesüßtes Joghurt ist nicht empfehlenswert, denn Zucker nährt wieder die Hefepilze, die mit dem Bacillus acidophilus bekämpft werden sollen.

Die B-Vitamine sorgen ebenfalls für ein gesundes Darmmilieu, insbesondere Vitamin B3, Pantothensäure, Pyridoxin B_6, Biotin und die Folsäure.

Knoblauch wirkt darmregulierend. Leicht antibiotisch wirkend, kann er schädliche Darmbakterien beseitigen.

Aloe Vera Extrakt hat eine regulierende Wirkung auf die Darmflora. Der amerikanische Ernährungswissenschaftler Dr. Jeffrey Bland wies nach, dass dieser Heilpflanzenextrakt Magen und Darmfunktionen verbessert, den Säurewert des Dünndarms normalisiert, was sich positiv auf die Eiweißspaltung auswirkt. Das erklärt auch die lindernde Wirkung des Aloe Vera Saftes bei Arthritis und Pilzerkrankungen. Dr. Bland berichtet weiter, dass Aloe Vera sogar Antigene der Darmschleimhaut fernhält. Allergieerzeugende Stoffe gelangen daher nicht durch die Darmschleimhaut ins Blut.

Test zur Überprüfung der Eiweißverwertung

Das vom Dünndarm in den Dickdarm weitergeleitete, ungenügend aufgespaltene Eiweiß wird durch Darmbakterien zu Indikan umgewandelt, eines der vielen Gifte, die das Nervensystem beeinflussen. Dieses Indikan kann im Urin nachgewiesen werden.

Diese Harnuntersuchung, auch Obermeyer Test genannt, gibt Aufschluss über die Eiweißspaltung. Je mehr Indikan vorgefunden wird, umso unvollständiger ist die Eiweißverdauung. Der Test wird am besten 3 Stunden nach einer eiweißreichen Mahlzeit durchgeführt. Es sollten mindestens 30 Gramm Eiweiß gegessen werden, was etwa 150gr Rinderbraten, 200gr Kotelett oder drei Gläsern Milch entspricht. Wenn sich der Harn Indigoblau färbt, ist die Eiweißspaltung unvollständig. Je dunkler die Färbung, umso größer ist das Problem.

Dieser Test eignet sich auch zur Überwachung spezifischer Eiweißunverträglichkeiten. Nehmen wir an, der Testpatient aß 150gr Rinderbraten und Testresultate sind negativ. Das bedeutet, dass diese Eiweißspaltung unproblematisch verlief. Tage später wird der gleiche Test nach dem Genuss von Schweinebraten wiederholt. Diesmal sind Resultate positiv. Das heißt, die Eiweißspaltung ist diesmal unvollständig. Obwohl der Patient kein

Problem mit der Rindfleischverdauung hatte, wurde das Schweinefleisch nicht ausreichend verdaut. Eine spezifische Eiweißunverträglichkeit liegt vor.

Außer dem Nachweis spezifischer Eiweißunverträglichkeiten können auch Therapiefortschritte dokumentiert werden. Nehmen wir an, der Patient nimmt verschiedene verdauungsunterstützende Enzyme und Nährstoffe ein. Mit dem Indikantest wird in wenigen Minuten festgestellt, ob und inwieweit die Eiweißverdauung unterstützt werden konnte.

Wichtige Dickdarmfunktionen

Nachdem Enzyme und deren Endprodukte die Nahrung so weit wie möglich gespalten haben, gelangt das verdaute Material in den Dickdarm. Hier wird Wasser resorbiert und nichtverdauliche, überflüssige Abfallprodukte werden eliminiert. Auch Gift und Fremdstoffe wie z.B. Schwermetalle werden aus dem Körper ausgeschieden.

Dem Stuhlgang muss mehr Bedeutung beigemessen werden. Ein zu fester Stuhl ist durch eine ungenügende Flüssigkeitszufuhr verursacht. Bei zu weichem Stuhl leidet die Wasserresorption des Dickdarms. Ausreichende Trinkmengen sind nicht nur für die Nierendurchspülung notwendig, sondern sind auch wichtig für eine gesunde Verdauung.

Ein zu fester Stuhl ist Folge eines trägen Darms. Mehr Ballaststoffstoffe, eine ausreichende Flüssigkeitszufuhr, sowie Magnesium kann hier schnell Abhilfe schaffen. Die Zufuhr von Leinsamen- oder Olivenöl anstatt tierischer Fette wirkt oft schon Wunder.

KAPITEL 17

-

Pollen und Chemikalien

Allergiereaktionen auf chemische Substanzen nehmen ständig zu. Wenn sie empfindlich auf Chemie reagieren, sollten Sie folgende Maßnahmen beachten:

- Verbannen Sie alle chemischen Haushaltsreiniger und greifen Sie auf Großmutters Putzmittel zurück. Die gute alte Kernseife ist noch immer in Drogerien erhältlich.
- Verwenden Sie Essigwasser zum Fenster und Spiegelputzen und waschen Sie den Boden mit einfachem Kernseifenwasser. Natron mit Wasser ist ebenfalls ein guter Reiniger. Sie müssen zwar mehr schrubben, aber werden sich trotz aller Mühe hinterher wohler fühlen. Kaufen Sie phosphatfreie, einfache Waschmittel und nehmen Sie keine Weichspüler.
- Bei einer Hausstauballergie sind trockene Staubtücher und Staubwedel zu vermeiden, denn sie verteilen den Staub nur gleichmäßig in der Luft. Nehmen Sie stattdessen einen feuchten Lappen. Waschen Sie Ihre Vorhänge häufiger oder nehmen Sie diese ganz ab. Gardinen sind Staubfänger. Wenn Sie nackte Fenster nicht mögen, lassen Sie sich von einem Dekorateur über Ausweichmöglichkeiten beraten.
- Falls Ihre Symptome auftauchen, nachdem Sie sich lange im Bad oder Keller aufgehalten haben, reagieren Sie wahrscheinlich auf Schimmelpilze. Alte Häuser und deren Feuchtstellen, sowie Zimmerpflanzen sind optimale Brutplätze. Kontrollieren Sie geflieste Ecken und Teppichböden, und reinigen Sie glatte Stellen mit Borax oder Natronwasser. Entfernen Sie Topfpflanzen und ersetzen Sie notfalls den Teppichboden mit Holzböden oder Steinfliesen. Es gibt heute biologische Baumöglichkeiten, über die Sie sich vor jeder Renovierung informieren sollten.
- Kaufen Sie notfalls ein Hygrometer zur Messung der Raumluftfeuchtigkeit. Diese sollte idealerweise bei 5060% liegen. Trockene Luft unterbindet die Bildung von Schimmelpilzen.
- Wenn Sie auf Formaldehyd reagieren, meiden Sie Möbel aus Pressspan Holz.
- Bevor Sie Ihre Wohnung streichen lassen, sollten Sie den Malermeister über biologische Malerfarben befragen. Viele Kunststoffarben geben über lange Zeit hinweg Dämpfe ab, die bei Empfindlichkeit starke Bronchialbeschwerden auslösen können. Noch gefährlicher sind Teppichklebemittel. Also Vorsicht beim Wohnungswechsel oder Renovierungsarbeiten.
- Wenn Sie auf Tierhaare reagieren, dürfen Tiere nicht ins Haus, und schon gar nicht ins Bett. Wenn Sie Pferdeliebhaber sind und auf Pferdehaare reagieren, sollten Sie den Tieren einige Monate fernbleiben, damit Ihr Immunsystem sich erholen kann. Wenn dies nicht möglich ist, besorgen Sie sich eine chirurgische Maske, damit Sie soweit wie möglich geschützt sind.
- Wenn Sie Zigaretten oder Zigarrenrauch nicht vertragen, machen Sie daraus kein Hehl. Erlauben Sie Ihren Besuchern keinesfalls das Rauchen in Ihrer

Gegenwart, schon gar nicht in Ihrer Wohnung. Ihre Freunde werden sich danach richten. Auf die anderen können Sie verzichten.

- Falls Sie von Benzindämpfen Kopfschmerzen oder ähnliche Probleme bekommen, sollten Sie einen Bogen um Tankstellen machen. Mit etwas Glück finden Sie jemanden, der für Sie tankt. Wenn nicht, bleibt nichts weiter übrig, als eine Tankstelle mit Service zu suchen. Und vergessen Sie nicht, vorher Vitamin C und E einzunehmen. Diese Vitamine erhöhen Ihre Abwehrfähigkeit.
- Wenn Sie morgens verschnupft und vertränt aufwachen, sollten Sie Ihre Kopfkissen unter die Lupe nehmen. Es könnte sein, dass Sie auf Federn allergisch sind. Tauschen Sie Kissen und Decken aus und finden Sie Material das keine Probleme auslöst.
- Meiden Sie Parfums. Viele Allergiker reagieren empfindlich auf Duftstoffe. Wenn Sie stark schwitzen und auf Deodoranten schwer verzichten können, probieren Sie ein Natronbad aus. Dies entsäuert, hilft Hautproblemen und ist ein einfaches Mittel gegen unangenehmen Körpergeruch. Oder mischen Sie Natron mit Körperpuder und tupfen Sie dies in die Achselhöhlen.
- Überprüfen Sie Ihren Mineralstoffwechsel. Kalzium, Zink und Vitamin B6 Mangel können unangenehmen Körpergeruch verursachen. Eine ausreichende Zufuhr dieser Nährstoffe macht Deodoranten überflüssig. Achten Sie auch auf Ihre Selen und Vitamin E Versorgung, denn diese reduziert die Empfindlichkeit gegenüber Chemikalien.

Auch Pollenallergien wird man los

Die genaue Identifizierung eines Allergens ist heutzutage kein Problem mehr. Doch was ist zu tun, wenn Sie auf Birkenpollen oder gewisse Gräser reagieren?

Sie könnten während der für Sie schwierigen Pollenflugsaison in Urlaub fahren. Derartige Ausweichmanöver sind ratsamer als Cortisonpräparate, die antientzündlich wirken und vielfach zur Linderung der Allergiesymptome eingesetzt werden. Die Wirkung ist allerdings kurzfristig.

Antihistamine helfen. Sie reduzieren die Wirkung des bei allergischen Anfällen freigesetzten Histamins, das Gefäßerweiterungen und andere Reaktionen erzielt. Histamin ist dafür verantwortlich, dass die Nase läuft, der Kopf schmerzt und die Atmung erschwert wird. Antihistamine können diese Reaktionen verhindern, doch viele Menschen scheuen sich davor, denn. früher verursachten freiverkäufliche Antihistamin-Präparate Müdigkeit, d.h. der Allergiker tauschte Heuschnupfensymptome gegen Müdigkeit aus. Heute gibt es neuere Antihistamin Medikamente, die diese Nebenwirkungen nicht auslösen. Fragen Sie Ihren Apotheker.

Sie können auch natürliche Antihistamine wie Vitamin C und Kalzium probieren. Diese Nährstoffe unterdrücken die Histaminsynthese und unterstützen gleichzeitig die Energieproduktion. Das heißt, die einfache Zufuhr dieser Nährstoffe kann dafür sorgen, dass Allergiereaktionen wesentlich milder oder nicht stattfinden. Probieren Sie es aus. Zusätzlich sollte auf die immununterstützenden Elemente Selen, Zink und Eisen geachtet werden.

Pollenempfindliche Patienten haben ein deutlich geschwächtes Immunsystem und leiden meist zusätzlich unter Nahrungsmittelallergien. Wenn zusätzlich der Kalzium- und Magnesiumhaushalt geschwächt ist, was häufig der Fall ist, bringt eine entsprechende Nährstofftherapie mit Diätumstellung schnell Erfolg. Körperliche Bewegung unterstützt die Kalziumverwertung, Sport und Bewegung ist somit wichtig.

Sport unterstützt Stoffwechselfunktionen

Jede körperliche Aktivität kurbelt den Stoffwechsel an, verbessert Organfunktionen und die so wichtige Nährstoffversorgung. Körperliche Betätigung reduziert die allergieauslösende Histiminausschüttung und stimuliert die körpereigene Antihistaminproduktion. Sport stellt sich für Allergiker als eine der besten (und billigsten) Therapien dar. Leider hapert es bei diesen Menschen mit der Antriebsfreudigkeit. Die meisten Allergiker neigen zu Lethargie. Sie sitzen, lesen, reden oder schreiben lieber, und sind allgemein wenig zum Schwitzen, und schon gar nicht zum Wettkampf bereit. Dabei würde ihnen beides guttun, körperlich wie auch geistig.

Denken wir nur an die hochsensiblen hyperaktiven Kinder. Die gezielte Bewegungsfreiheit jeder sportlichen Betätigung bringt ein Abreagieren des Nerven und Muskelsystems mit sich, das sich auf den emotionellen Bereich günstig auswirkt. Der junge Mensch kann agieren, ohne anzustoßen. Seine Taten und Angriffslustigkeit, eventuelle Aggressionen werden in positive Bahnen geleitet. Die Erfolgserlebnisse sprechen für sich.

Familiensport sollte Spaß machen. Man muss Kinder häufig animieren, doch sollte die Möglichkeit der Entscheidung und Selbstentfaltung ihnen selbst überlassen werden. Ein großartiger Radsportler sollte seinem Kind die eigene Vorliebe nicht aufzwingen. Es gibt genügend Sportarten, die der junge Mensch ausprobieren kann.

"Zarte Mädchen" werden im Sportunterricht gerne übersehen, doch viele Sportarten verlangen weder aggressives Verhalten, noch deutliche Muskelstärke. Denken wir nur an Gymnastik, Jogging, Fechten, Karate oder Tanz. Die hierfür notwendige Flexibilität, Muskeln und Energie werden mit der Zeit entwickelt. Auch die beim Sport erlangte Disziplin, Ausdauer und Selbstbestätigung sind für Allergiker ungeheuer wichtig.

Sport regt die Zirkulation an und stärkt die Atmungswege. Das forcierte tiefe Durchatmen ist der Zellatmung zuträglich, und therapeutisch wichtig.

Selbst Asthmatiker können durch richtige Atemtechnik die Luftnot mildern. Wandern, Radfahren oder Schwimmen sind geeignete Sportarten, die das Durchatmen fördern. Wichtig ist, dass der Asthmatiker sich nicht überfordert. Richtiges Atmen muss trainiert werden, eine Überanstrengung ist nicht notwendig. Yoga ist empfehlenswert, denn es lehrt neben dem gezielten Atmen auch Entspannungstechniken. Beides kann Asthmaanfälle mildern und sogar abfangen!

Ändern Sie Ihre Einstellung zum Stress

Stress ist ein absolut missverstandener Begriff. Stress bedeutet nichts anderes als "Anforderung", und ein Leben ohne Anforderungen gibt es nicht. Es wäre der Tod.

Schon vor Jahrzehnten teilte der kanadische Stress Forscher Hans Selye den Stress in positiven und negativen Stress ein. Beide Stress Arten erzeugen ähnliche biochemische Reaktionen. Stress ist ein Teil unseres Lebens, dem wir nicht ausweichen können und der uns auch nicht schaden muss. Ob wir uns den täglichen Anforderungen, dem Stress überfordern lassen oder ob wir diesen eher als stimulierend empfinden, liegt einzig und allein an unserer Einstellung; an unserer Reaktion.

Ich bin immer wieder erstaunt, wie das Wort Stress heute missbraucht wird. Hören Sie sich einmal bewusst um. Jeder klagt über zu viel Stress. Der Arbeitstag war stressig, der Urlaub war ein einziger Stress, und selbst Kinder sind ständig gestresst. Die Schule ist für viele nichts anderes als negativer Stress. Wieso überfordert die Schule unsere Kinder? Der Lernstoff hat sich nicht wesentlich verändert. Könnte es sein, dass nicht die Schule zu hohe Anforderungen stellt, sondern wir Eltern? Setzen wir Erwachsenen nicht falsche Maßstäbe, die unsere Kinder dann unter Druck setzen? Haben wir Erwachsenen nicht längst entschieden, dass der Medizinstudent mehr wert ist als der Elektrikerlehrling?

Kein Mensch will als minderwertig abgestempelt werden, und gerade das tun wir mit dem heutigen Schulsystem. Wenn das Kind den Sprung auf das Gymnasium nicht schafft, gehört es zur zweiten Garnitur. Wenn es mit der Realschule nicht klappt, schämt man sich vollends.

Folglich hat der heutige Schulstress nicht viel mit den schulischen Anforderungen zu tun, sondern ist das Resultat eines Klassensystems. Negativer Stress ist meist nichts anderes als unsere Reaktion auf selbstgebastelte Probleme. Aber: wie wir Einstellungen in die Welt setzten, genauso können wir sie wieder abschaffen. Wenn ein Kind erkennt, dass seine Talente, egal welcher Art, anerkannt werden, löst sich der Schulstress auf. Ein tüchtiger Elektriker kann mehr Anerkennung finden als ein schlechter Mediziner. Weshalb lassen wir uns von unserer Arbeit überfordern? Wie hielten unsere Eltern und Großeltern die langen, harten Arbeitswochen aus. Stunden zu zählen wagte damals niemand. Es sprach auch keiner von Stress. Man lebte mit den Anforderungen. Im besten Falle maß man sich daran und wuchs damit. Anstatt unsere Arbeit als störend zu empfinden, sollten wir froh sein, uns mit unserer Arbeitskraft einen bestimmten Lebensstil leisten zu können. Schließlich könnten wir auch arbeitslos oder arbeitsunfähig sein. Mehr noch, gute Arbeit zu leisten schafft ein Gefühl der Selbstachtung, und dabei sollte es keine Rolle spielen, welchem Berufszweig wir angehören.

Warum werden wir vom oder im Urlaub überfordert? Ist es möglich, dass wir vielleicht unsere Ferien überhaupt nicht zum Entspannen benutzen? Was hilft die Reise nach Sri Lanka, Marokko oder den Karibischen Inseln, wenn wir überfordert zurückkommen; wenn wir nicht die verdiente Ruhe fanden? Sind wir wirklich an fremden Bräuchen interessiert, oder sitzen wir nur im Hotel am Strand, weil das jeder tut? Einen geruhsamen Urlaub kann man auch zuhause verbringen. Letztendlich gibt es genügend Abwechslung in der näheren Umgebung. Anstrengende Flug und Autoreisen würden entfallen; wir hätten mehr Ruhe uns zu entspannen.

Stresssituationen entstehen vielfach aus unserem Bedürfnis besser zu sein als der nächste, mehr zu leisten oder mehr zu haben als andere. Diese Einstellung verursacht Druck, und Druck stresst.

Lernen Sie Gelassenheit. Üben Sie Bescheidenheit. Akzeptieren Sie sich und Ihre Umwelt. Auf diese Weise lernen Sie Selbstrespekt, die beste Stress Abwehr.

KAPITEL 18

-

Ihr Allergieabwehr-Programm

Damit Sie nicht zu viel suchen und blättern müssen, finden Sie hier eine Übersicht des Allergieprogramms. Halten Sie es sechs Wochen bis drei Monate ein, der Erfolg wird sich einstellen.

1. Identifizieren Sie Ihre Probleme mit dem Allergie-Fragebogen.
2. Der Fragebogen zur Kindheit gibt Hinweise auf eine mögliche Milchunverträglichkeit.
3. Mit dem Fragebogen zum Stoffwechseltyp stellen Sie Ihre Stoffwechselbedürfnisse fest.
4. Beginnen Sie mit den Eintragungen in das Diättagebuch.
5. Kaufen Sie sich in der Apotheke Lackmuspapier und testen Sie den Speichelsäurewert.
6. Konsultieren Sie einen Arzt oder Heilpraktiker und besprechen Sie Ihre Beobachtungen. Bitten Sie um eine Routine-Blutuntersuchung, die Durchführung des Indikan-Tests und eine Haarmineralien Analyse. Wenn Sie keine Bereitschaft vorfinden, suchen Sie sich einen aufgeschlossenen Praktiker in Ihrer näheren Umgebung.
7. Beginnen Sie den Eliminationstest mit oder ohne Fasten. Auf diese Weise verschaffen Sie sich Gewissheit über mögliche Nahrungsmittelunverträglichkeiten.
8. Kopieren Sie die Liste der Nahrungsmittel-Familien und kleben Sie diese an Ihren Kühlschrank.
9. Verbannen Sie alle Nahrungsmittel, auf die Sie reagieren, für die nächsten sechs Wochen aus Ihrem Speiseplan.
10. Verbannen Sie alle nicht erlaubte Nahrungsmittel aus Ihrem Haushalt, damit Sie nicht in Versuchung geraten.
11. Kopieren Sie die Wechseldiät aus diesem Buch. Machen Sie die notwendigen Änderungen und heften Sie den Diätplan an Ihren Küchenschrank.
12. Halten Sie sich für sechs Wochen an die Wechseldiät.
13. Der Vitamin-C-Stoß sollte nun unter Aufsicht durchgeführt werden.
14. Beginnen Sie Ihr Nährstoffprogramm unter Anleitung Ihres Arztes oder Heilpraktikers. Dies ist auch der ideale Zeitpunkt, um mit einer Enzymtherapie zu beginnen.
15. Sofern Sie auf chemische Substanzen reagieren, bannen Sie alle Auslöser von Ihrem Arbeitsplatz und Ihrem Haushalt.
16. Beginnen Sie ein für Sie passendes Sportprogramm oder unternehmen Sie täglich einen 20-minütigen Spaziergang.
17. Beginnen Sie mit Yoga oder einer anderen Form der Meditation.
18. Denken Sie um und Stressen Sie sich nicht selbst. Heute ist der erste Tag eines besseren Lebens!

Und so geht es nach sechs Wochen weiter

Inzwischen fühlen Sie sich wesentlich besser und sind in der Lage aufschlussreiche Versuche zu starten. Die Möglichkeit, dass sich zyklische Reaktionen weitgehend verloren haben, ist groß. Ihre fixierten Allergiesymptome haben sich sehr wahrscheinlich reduziert, und Ihr Allgemeinbefinden ist besser. Ihre Toleranzschwelle hat sich während dieser relativ kurzen Erholungsphase allerdings noch nicht wesentlich verändert, und Sie müssen weitermachen. Haben Sie Geduld und gönnen Sie Ihrem Immunsystem die Verschnaufpause. Chronische Erkrankungen, wie Ihre Allergie, entstanden nicht über Nacht. Geben Sie nicht auf.

Als erstes dürfen Sie kohlehydrathaltige Nahrungsmittel testen. Wenn Sie früher auf Weißzucker oder Zwiebeln reagiert haben, hat sich nach der sechswöchigen 'Abstinenz' und dem Einhalten der Wechseldiät, Ihr Verdauungstrakt entsprechend erholt. Die alten Reaktionen sind entweder verschwunden oder kaum spürbar. Ist dies der Fall ist, so dürfen Sie diese Nahrungsmittel wieder in Ihren Speiseplan einbauen, allerdings vorerst nur im Rhythmus der Wechseldiät. Das heißt, Sie sollten nicht in Ihr altes Verhalten zurückfallen und jeden Tag Zucker naschen. Sie dürfen das entsprechende Nahrungsmittel jeden 4. Tag genießen; mehr ist noch nicht erlaubt.

Überstürzen Sie nichts. Bauen Sie immer nur einen der alten Allergieauslöser in Ihren Speiseplan ein. Danach lassen Sie zwei Wochen verstreichen, und wenn Ihr Wohlbefinden nach wie vor unverändert gut ist, dürfen Sie ein weiteres Nahrungsmittel, auf das Sie früher reagierten, ausprobieren. Auf diese Weise können Sie sich nach und nach problemlos an "alte" Allergene heranwagen.

Sobald altbekannte Reaktionen wieder spürbar werden oder Ihr Wohlbefinden nachlässt, meiden Sie den jeweiligen Allergieauslöser. Warten sie weitere sechs Wochen, bevor Sie den Test ein nächstes Mal wagen.

Werden Sie nicht ungeduldig, wenn gewisse Nahrungsmittelreaktionen nicht gleich verschwinden. Ihr Verdauungstrakt ist anscheinend noch immer nicht in der Lage, das für Sie problematische Nahrungsmittel zu tolerieren.

In einem solchem Fall brauchen Sie verstärkte Hilfe. Eine gezielte Enzymtherapie, verstärkte Nährstoffzufuhr oder ein strengerer Diätplan sind notwendig.

Ich bin doch kein Hypochonder!

Auch wenn Sie alte Reaktionen abgeschüttelt haben, müssen Sie nach wie vor Vorsicht walten lassen. Ein Allergiker bleibt immer allergieanfällig. Selbst wenn alle Symptome verschwunden sind und die Abwehrkraft verstärkt ist, muss er sich vorsichtig verhalten. Der milchintolerante Patient kann, genau wie ich, seine Toleranzschwelle soweit anheben, dass er beschwerdefrei ab und zu genießen darf. Wird jedoch die Toleranzgrenze zu häufig überschritten, treten alte Probleme wieder zutage.

Ein stärke- und zuckerempfindlicher Mensch kann ab und zu sündigen, ohne gesundheitliche Rückfälle fürchten zu müssen. Wichtig ist, dass es bei dem Ab und Zu bleibt. Selbst unempfindliche Menschen können von einer abwechslungsreicheren

Ernährung und gezielter Nährstofftherapie ihr Wohlbefinden und Leistungspotential steigern.

Haben Sie keine Angst als eingebildeter Kranker abgestempelt zu werden. Diejenigen die dies tun, sind entweder (noch) zu gesund, um Verständnis aufbringen zu können oder beneiden Sie um Ihre Disziplin.

Hören Sie auf Ihren Körper, beachten Sie Warnsignale. Beides hat nichts mit Hypochondrie oder Einbildung zu tun. Sie lernen vielmehr sich Ihren Bedürfnissen entsprechend zu verhalten. Ein widerstandsfähiger Körper wird es Ihnen danken.

Weitere Bücher von E.Blaurock-Busch finden Sie unter:

http://www.microtrace.de/de/buecher-eblaurock-busch/

Informationen über die angeführten Laboruntersuchungen erhalten Sie, auf Anfrage, kostenlos unter www.microtrace.de

Micro Trace Minerals Labor GmbH

Röhrenstr. 20

91217 Hersbruck

Tel. 09151/4332

FAX 09151/2306

service@microtrace.de

ISBN 978-3-8442-9286-2
9 783844 292862 00001
www.epubli.de